Prof. Dr. Dr. med. Johannes Huber
Hormone für die Schönheit

Prof. Dr. Dr. med. Johannes Huber, geboren 1946, studierte Medizin und Theologie. An der Wiener Universitäts-Frauenklinik leitet er den endokrinologischen Ambulanzbereich, wo u. a. Kinderlosigkeit, Hormonstörungen und klimakterische Beschwerden behandelt werden. Der Verfasser von über 200 Publikationen und sechs Büchern hält regelmäßig Gastvorlesungen in den USA. Im Ariston Verlag sind von ihm außerdem erschienen: »Die Hormontherapie – Gesundheit, Jugendlichkeit, blühendes Aussehen« und »Kinderlos – warum?«

Prof. Dr. Dr. med. Johannes Huber

# Hormone für die Schönheit

## Haare, Haut, Figur, Gewicht, Cellulite

*Erweiterte Neuausgabe*

Ariston Verlag

Die Deutsche Bibliothek – CIP-Einheitsaufnahme

HUBER, JOHANNES:
Hormone für die Schönheit : Haare, Haut,
Figur, Gewicht, Cellulite / Johannes
Huber. – Erw. Neuausg., 4. Aufl. –
Kreuzlingen ; München :
Ariston Verlag, 1997
ISBN 3-7205-1706-3



Umschlaggestaltung: Schindler, Parent & Cie., Meersburg
Umschlagmotiv: Jerome Tisne (Tony Stone)
Gesamtherstellung: Ueberreuter Buchproduktion,
Korneuburg bei Wien

Erste Auflage September 1992
Dritte Auflage August 1993
Vierte Auflage September 1997
Printed in Austria 1997

ISBN 3-7205-1706-3

# Inhalt

# Vorwort

*Wohlverstanden, die Schönheit*
*braucht keine Verteidigung.*
*Die Schönheit braucht den Menschen...*
*Doch ebenso wahr ist,*
*daß der Mensch die Schönheit nicht entbehren kann,*
*und einzig unsere Epoche*
*scheint dies nicht glauben zu wollen...*

ALBERT CAMUS, »Helenas Exil«

Es mag im ersten Augenblick ein wenig verwundern, wenn ein Frauenarzt die *Schönheit* der Frau zu seinem Thema macht. Ist dies nicht eher die Sache der Kunst? Und gibt es in der Praxis nicht genügend andere Branchen, deren Aufgabe es ist, sich mit der Schönheit der Frau zu beschäftigen und der Frau zu der von ihr gewünschten Schönheit zu verhelfen?

Vielfältig sind die Möglichkeiten, sich diesem Thema zu widmen. Die Idee, Hormone für die Schönheit einzusetzen, zielt auf eine ganz bestimmte Schönheit, die heute leider von oberflächlichen und oft auch gesundheitsschädigenden Schönheitsvorstellungen verdrängt wird: Ich meine die *individuelle* Schönheit durch Gesundheit.

Zu Recht erwarten Frauen heute von ihren Frauenärzten, daß diese sich mit sämtlichen Problemen ihrer Weiblichkeit befassen, also auch mit kosmetischen, sofern sie von der Kosmetikindustrie nicht abgedeckt werden können. Hautalterung, Akne, Haarausfall, übermäßige Behaarung, Cellulite (Orangenhaut) und Körpergewicht sind im Leben einer Frau Faktoren, die ihre Psyche ganz erheblich beeinträchtigen können, so daß diese wiederum das Gleichgewicht noch mehr stört. Heute weiß jeder, daß eine kranke Seele fast zwangsläufig zur Ursache eines kranken Körpers wird. Aber soviel man auch darüber spricht – unsere Gesellschaft bleibt mit ihren Normen und Idealen letztlich erbarmungslos. Deshalb scheint es mir wichtig, vorab diese Normen und Ideale kurz zu beleuchten und explizit auf den Unterschied zwischen der Zwanghaftigkeit einer genormten, unmenschlichen Schönheit und der Natürlichkeit einer gesunden, menschlichen Schönheit hinzuweisen.

Der bedeutende deutsche Maler, Zeichner, Holzschneider, Kupferstecher und Kunsttheoretiker ALBRECHT DÜRER kam in seinen 1528 posthum veröffentlichten *»Vier Büchern von menschlicher Proportion«* zur Erkenntnis, daß es keine wirklich absolute Schönheit gebe. Jeder Mensch trage seine eigene Schönheit mehr oder weniger in sich.

Diese Einsicht ist ein Bekenntnis zur Individualität, der jedoch wiederum die Tatsache gegenübersteht, daß jede Zeit ein ihr jeweils entsprechendes Schönheitsideal entwickelt. Politische und soziale Umstände, vor allem aber wirtschaftliche Interessen sind es, die an der Entwicklung der Moden einerseits und an der Prägung unseres ästhetischen Empfindens andererseits beteiligt sind. Ganz besonders gut läßt sich dies am Thema der »Frau« betrachten: der Frau, die

die Künstler seit jeher animiert hat, ihre Träume, Wünsche, Phantasien in Bilder umzusetzen. Man darf nicht vergessen, daß es meist männliche Träume, männliche Wünsche und männliche Phantasien waren, die in die Frauenbilder einflossen – daß also Bildnisse von Männerhand geschaffen wurden, denen die Frauen in ihrer Wirklichkeit niemals entsprechen konnten. Die bange Frage »Spieglein, Spieglein an der Wand, wer ist die Schönste im ganzen Land?« ist ein Ergebnis des jahrtausendealten Konkurrenzkampfes, den die Frauen mit den Bildern, die von ihrem Geschlecht geschaffen wurden, führen mußten.

Die modernen Frauenbewegungen haben die Frauen in mancher Hinsicht emanzipiert, sie haben in unseren Breitengraden eine rechtliche und politische Gleichstellung erreicht. Aber die Tradition ihrer Uneigenständigkeit ist nicht ausgelöscht und wirkt sich ganz besonders hinsichtlich ihrer Erscheinung aus.

Die Frau dient heute als eines der wichtigsten Elemente der Produktwerbung. Ich sage bewußt »Elemente«, da wir mit Frauenbildern förmlich überflutet werden, die weniger denn je das Einmalige, das Besondere, das Persönliche, kurz gesagt das individuell Menschliche der einzelnen Frau zeigen. Es handelt sich statt dessen um entindividualisierte, genormte »Schönheiten«, die von den Plakatwänden strahlen, aus dem Fernsehen, von den Seiten der Boulevardblätter, Illustrierten und Prospekte. Ob es sich um verführerische Mädchen, elegante Damen oder reife Mütter handelt, unterschiedslos unterliegen sie dem gleichen Ideal dieser genormten Schönheit. Wen oder was sie auch darstellen, ihnen allen haften ewige Vitalität und erotische Attraktivität an, und ein gewisses Alter überschreiten sie nie.

Wie kann eine Frau ihre Psyche schützen vor dieser Allgegenwart von Unerreichbarkeiten? Wie die Neurose verhindern, die aus dem Auseinanderklaffen zwischen dem »So bin ich« und dem »So möchte (sollte) ich sein« erwächst?

Man unterläge einer Illusion, würde man meinen, diese über Jahrtausende fortgeführte Prägung des weiblichen Geschlechts mit einemmal verändern und der Frau mit einem Schlag zu einer eigenen Identität und einem von ihr selbst geschaffenen, einem ihr persönlich entsprechenden Schönheitsbild verhelfen zu können. Der erste Schritt besteht gewiß darin, darauf zu achten, wie die geschaffenen Frauenbilder die Identitätsprozesse von Frauen beeinflussen. Jede Frau wird erst dann ein neues, eigenes Bild ihrer selbst entwickeln können, wenn sie ihre eigene Prägung, ihre erworbene Identität gelten läßt.

Die Hormonkosmetik möchte auf diesem Weg der Individualisierung unterstützend wirken. Die Hormone sind jene Botenstoffe, die die natürliche Harmonie eines Körpers herstellen oder, im Falle von Störungen, beeinträchtigen können. Auf dem Gebiet der Medizin ist ihre Wirkung mittlerweile bekannt und anerkannt. Für medizinisch-kosmetische Probleme sind sie noch relativ unpopulär. Ihre Verabreichung muß vollkommen auf die Individualität jeder einzelnen Frau abgestimmt werden. Allein dadurch erfolgt eine persönliche Auseinandersetzung mit jedem einzelnen Körper, das heißt, das Bekenntnis zu sich selbst soll als wesentliche Voraussetzung die Optimierung der eigenen Vitalität, des psychischen Wohlbefindens und somit der größeren Freiheit zum Ziel haben.

*Hormone für die Schönheit* können wohl das Altern aufhalten, eine verlängerte Jugend, eine verlängerte individuelle Schönheit und vor allem eine verlängerte Gesundheit schenken – aber sie bedeuten nicht die ewige Jugend. Obwohl die ewige Jugend einer der ältesten Träume der Menschen ist, sollte es uns schließlich nicht darum gehen, wie alt man wird, sondern vielmehr darum, wie man – in Schönheit – alt wird.

Prof. Dr. Dr. med. JOHANNES HUBER

Die vorliegende erweiterte Neuausgabe wurde vor allem durch Beiträge über die Wirkungsweise der Hormone Melatonin, DHEA, Somatotropin aktualisiert, die geeignet sind, die natürlichen Alterungsvorgänge zu verlangsamen.

# 1
# Hormone – Gefahr oder Jungbrunnen?

Zu den überzeugendsten Argumenten in unserem Leben gehört der Erfolg. Nach Jahrzehnten des Mißtrauens werden langsam jene Körperprodukte rehabilitiert, die für unsere Gesundheit von besonderer Wichtigkeit sind: die Hormone. Schon lange kennt die Medizin die Kostbarkeit dieser Substanzen, nun zieht aber auch im Bewußtsein der Bevölkerung ein Rehabilitationsprozeß nach. Nicht die Überredungskünste der Ärzte sind dafür verantwortlich, sondern jene kleinen »Wunder«, die Hormone in bestimmten Augenblicken bewirken können.

Die Arbeitsweise der verschiedenen Organe unseres Körpers wird – einem modernen Flugzeug vergleichbar – von mehreren »Bordcomputern« gesteuert, die den Ablauf vieler physischer Funktionen koordinieren, vor allem aber die Anpassung an die stets wechselnden Herausforderungen der Umwelt sicherstellen. Zu diesen Computersystemen zählen die Hormone. Sie beeinflussen unsere Gesundheit und Fortpflanzungsfähigkeit. Beides hat die Natur im Laufe der Evolution kombiniert. Die Fortpflanzung nimmt in dem, was wir mit dem Wort »Leben« bezeichnen, einen hohen Stellenwert ein. So dienen die vielen Geschlechtshormone beiden, der Reproduktion und der

Gesundheit. Aufgabe dieses Computersystems ist es, die Spannkraft des Körpers zu erhalten, damit er Leben weitergeben kann. Das Ende dieser Fähigkeit fällt bei vielen Säugetieren mit dem Ende des Lebens zusammen.

Seine weitere Entwicklung überraschte den Menschen mit einer Novität: Die Lebenserwartung stieg an und reicht nun weit über jenen Zeitpunkt hinaus, zu dem die Fortpflanzungsfähigkeit erlischt. Eine kleine Schwierigkeit entstand allerdings. Die Frau verliert in der zweiten Lebenshälfte jenes Computersystem, das Schwangerschaften und Geburten steuert, für viele andere Funktionen im Körper der Frau je-

## Anstieg der Lebenserwartung der Frau

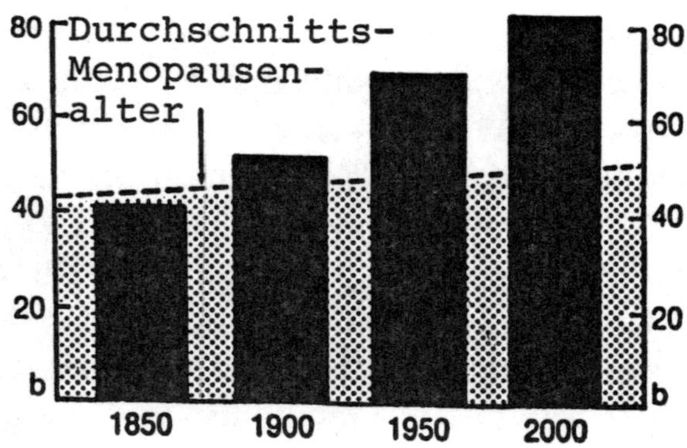


*In den letzten 150 Jahren ist die Lebenserwartung der Frau fast auf das Doppelte angestiegen. Beinahe die Hälfte des Lebens wird in der Postmenopause verbracht.*
*(Nach: Marshal's Physiology of Reproduction; ed. G. E. Lamming; London 1984)*

doch ebenfalls verantwortlich ist, in denen dann mitunter Schwierigkeiten auftreten. Die Hormonbehandlung – und dieses Prinzip ist sehr einfach und leicht zu durchschauen – führt dem weiblichen Körper ausschließlich die Stoffe zu, die dieser selbst jahrzehntelang bildete, um Fortpflanzung und Geburt zu ermöglichen. Die strenge Verbindung zwischen Lebenszeit und Fortpflanzungsaktivität wird entkoppelt. Auch in der zweiten Lebenshälfte, in der die Frau nicht mehr empfängnisfähig ist, kommt sie in den Genuß jener Substanzen, die von der Natur zwar für die Erzeugung von Nachkommen vorgesehen sind, gleichfalls aber für jugendliche Vitalität sorgen.

Die Geschlechtshormone sind Wachstumsfaktoren, die nicht nur der Fertilität dienen. Fehlen sie, so leiden zahlreiche Frauen an einer Vielfalt von Beschwerden, die eine Hormonzufuhr leicht ausgleichen kann. So besitzt unser Knochensystem eine Reihe wertvoller Mineralien, die es sorgfältig zu hüten und zu bewahren gilt. Dabei helfen vor allem Hormone dem Knochen. Sie schützen ihn vor den überall im Körper lauernden Räubern, die stets bestrebt sind, ihm diese wertvollen Mineralstoffe zu entziehen. Östrogene wirken dem entgegen und erhalten so die Stärke des Knochens. Fehlen diese Botenstoffe, so fällt ein Großteil des Knochenschutzsystems aus, manchmal zerbröselt das Skelett sogar. Eine einfache Zufuhr von Östrogenen vermag dies zu verhindern. Ähnlich verhält es sich mit dem Kollagen, jener Substanz, die gleichsam das Skelett unserer Haut aufbaut. Es vertraut sich ebenfalls dem Schutz der Östrogene an. Ein Mangel an Östrogenen drückt sich oft im Zustand der Haut aus (vergleiche dazu das nächste Kapitel).

Aber auch die Gelenke und das Muskelgewebe schrumpfen und schmerzen, wenn die Hormone der Eierstöcke fehlen. Bis hierher reicht die Kompetenz der Geschlechtsdrüsen: Die morgendliche Steifheit der Glieder kann durch einen Ausgleich des Hormondefizits behoben werden.

Desgleichen folgt die Seele der Frau dem Rhythmus ihrer Sexualdrüsen. Der Bedarf an Schlafmitteln und Beruhigungstabletten nimmt bei der Frau ab dem fünfzigsten Lebensjahr um das Zehnfache zu – eine Folge des akuten Mangels an Östrogenen und Gelbkörper. (Der Gelbkörper bildet sich als Drüse des Eierstocks nach der Freigabe des reifen Eies. Er ist unter

**Medikamentenverbrauch bei Mann und Frau, vor und nach dem 50. Lebensjahr**

| | MÄNNER | | | FRAUEN | | |
|---|---|---|---|---|---|---|
| | bis zum 50. Lebensjahr als Bezug | | ab dem 50. Lebensjahr | bis zum 50. Lebensjahr als Bezug | | ab dem 50. Lebensjahr |
| Antirheumatika | 1 | : | 1,4 | 1 | : | 2,7 |
| Antidepressiva | 1 | : | 1,4 | 1 | : | 1,7 |
| Lipidsenker | 1 | : | 3,2 | 1 | : | 10,1 |
| Betablocker | 1 | : | 2,4 | 1 | : | 3,3 |
| Hypnotika | 1 | : | 4 | 1 | : | 5,8 |
| Tranquilizer | 1 | : | 2,1 | 1 | : | 2,6 |

*Bemerkenswert ist der signifikante Anstieg in der zweiten Lebenshälfte, vor allem aber der deutlich höhere Verbrauch bei Frauen.*

anderem für die Produktion des Geschlechtshormons Progesteron verantwortlich.) Das bestätigt, daß die Aufgabe dieser hormonellen Substanzen weit über die Fortpflanzung hinausreicht.

Die Verkalkung von Gefäßwänden, die Beschädigung der Blutgefäße und die Veränderungen der Blutfette hängen nicht zuletzt mit den Stoffen zusammen, die von den Eierstöcken ausgehen. Die Östrogene gehören zu den wirksamsten Protektoren des Kreislaufs und haben für die Schwangerschaft daher große Bedeutung: Nur wenn der Sauerstofftransport und die

**Beschwerden, die durch eine Störung der Geschlechtshormone ausgelöst sein können:**

| *Eher vor der Menopause:* | *Eher nach der Menopause:* |
|---|---|
| Akne | Hitzewallungen |
| Übermäßige Behaarung | Schlaflosigkeit |
| Hautprobleme | Gelenk-, Muskelschmerzen |
| Milchabsonderung aus der Brust | Leistungsabfall |
| Prämenstruelle Verstimmtheit | Hauttrockenheit |
| Migräne | Zuviel Cholesterin |
| | Herzrhythmusstörungen |
| | Bluthochdruck |
| | Haarausfall |
| | Gewichtsprobleme |
| | Depression |

»Müllentsorgung« (der Abtransport von Schlackenstoffen) über das Blutgefäßsystem gut funktionieren, entwickelt sich eine Schwangerschaft normal. Darüber hinaus ist die Blutzirkulation »Lebensader« für jedes Organ, und der Alterungsprozeß tritt wahrscheinlich auch deshalb ein, weil die Blutzufuhr sich mit zunehmenden Jahren verringert. Die Östrogene verbessern die Durchblutung des Körpers und garantieren so die Leistungsfähigkeit der Zellen. Den Blutdruck und das regelmäßige Schlagen des Herzens beeinflussen die Substanzen der Eierstöcke ebenso.

Erlischt die Fähigkeit einer Frau, Kinder zu bekommen, bleiben die genannten Funktionen dennoch lebenswichtig.

Schönheit und Gesundheit stehen in einer gewissen Beziehung zueinander. Es verwundert also nicht, daß die Geschlechtshormone der Frau zusätzlich einen kosmetischen Effekt haben. Deutlich wird dies oft während einer Schwangerschaft oder unmittelbar danach. Manche Frauen »erblühen« geradezu unter der großen Hormonmenge, die in diesen Monaten den Körper durchfließt.

Die Hormone sind körpereigene Substanzen, die dann durch künstlich zugeführte ersetzt werden, wenn ein Defizit besteht. Ewige Jugend versprechen sie nicht, doch lassen sich die Jugend erheblich verlängern und viele Beschwerden so eingrenzen, daß die Lebensqualität der betroffenen Frau steigt.

## *Können Hormone schaden?*

Angesichts der vielen Vorteile, die Hormone mit sich bringen, drängt sich die Frage nach dem Grund auf, der diese Substanzen so in Mißkredit brachte. Wahrscheinlich rührt er von einer Verwechslung zwischen den *natürlichen* Hormonen des Körpers und den *künstlichen* her, die in früheren Medikamenten und in der empfängnisverhütenden Pille enthalten sind.

Um den Eisprung zu unterdrücken, bedarf es stark wirksamer Stoffe. Die natürlichen Hormone der Frau würden nicht ausreichen, künstlich hergestellte Produkte sind also notwendig. Die Pille ist ein hervorragendes Medikament, allerdings nur für Gesunde. Ihre Wirkstoffe werden von einer gesunden Frau toleriert, einen schon belasteten Organismus überfordern sie jedoch. Einem etwa durch Nikotin oder Übergewichtigkeit strapazierten Körper kann die Pille schaden, indem sie Thrombosen (die Bildung von Blutpfropfen) oder sogar einen Herzinfarkt auslöst. Raucherinnen verordnet man diese Form der Empfängnisverhütung deshalb nur sehr zurückhaltend.

Anders hingegen verhält es sich bei den natürlichen Hormonen der Frau. Wie bereits dargelegt, belasten sie das Blutgefäßsystem unseres Körpers keineswegs, im Gegenteil, sie schützen es in hervorragender Weise. Raucherinnen benötigen weibliche Hormone daher in hohem Maße. Die natürlichen Östrogene der Frau bleiben also selbst nach einer Venenentzündung, einer Thrombose oder einem Herzinfarkt ratsam. Kein Arzt würde einer dreißigjährigen Frau aufgrund einer Venenentzündung empfehlen, die Eierstöcke entfernen zu lassen, um die Östrogenerzeugung zu beenden. In gleicher Weise kann man einer fünfzigjährigen oder sechzigjährigen Patientin, die eine Thrombose erlitt, natürliche Hormone verordnen.

Für bösartige Erkrankungen, wie den Krebs, trifft dasselbe zu. Oft betrachtet man Hormone als seine Auslöser, doch auch daran ist eine Verwechslung schuld. Künstlich hergestellte Hormone unterstützten vor Jahren den Verdacht, daß verschiedene Krebsgeschwülste durch sie entstünden. Die natürlichen Hormone hingegen erzeugen in der richtigen Dosierung kein Karzinom. Den besten Beweis dafür liefert uns der Organismus selbst: Während einer Schwangerschaft bleibt die Konzentration der Östrogene und des Progesterons über Monate vielfach höher als sonst. Kein Hormonpräparat erreicht diese Menge. Verursachten nun jene Hormone, die man bei einer Behandlung zuführt – es handelt sich gleichfalls um Östrogene und Progesteron – eine bösartige Erkrankung, so müßten Frauen, die mehrmals schwanger und diesen Megadosen an Hormonen damit über Jahre ausgesetzt waren, in besonderem Maß zur Entstehung eines Karzinoms neigen. Das Gegenteil ist der Fall: Beim Brustkrebs – und er wird immer wieder im Zusammenhang mit den Hormonen genannt – erweist sich das Erkrankungsrisiko für Frauen mit mehrmaliger Schwangerschaft gegenüber kinderlosen Frauen als geringer.

## *Weibliche und männliche Botenstoffe in der Hormontherapie*

Die Hormonbehandlung folgt einem einfachen Prinzip: Wo Hormone fehlen, sollen sie ersetzt werden, und zwar im gesamten Körper oder nur in Einzelbereichen. Die Kenntnis der drei bedeutendsten Gruppen von Geschlechtshormonen der Frau vereinfacht das Verständnis für Diagnose und Therapie.

**Die Hormone des Eierstocks**

| | |
|---|---|
| **I. ÖSTROGENE:** | ÖSTRADIOL<br>ÖSTRON<br>(ÖSTRIOL) |
| **II. GELBKÖRPERHORMON:** | PROGESTERON |
| **III. Männliche HORMONE: ("ANDROGENE")** | TESTOSTERON<br>ANDROSTENDION |

### *Die weiblichen Hormone (Östrogene)*

Die physiologisch einflußreichsten Hormone der weiblichen Eierstöcke sind jene, die man unter dem

Namen »Östrogene« zusammenfaßt. Zwei chemische Substanzen treten besonders hervor: das *Östradiol,* welches die Eierstöcke selbst produzieren, und das *Östron,* das als Depot-Östrogen in den verschiedenen Organen gespeichert wird.

Die Menge an Östrogenen schwankt während des Menstruationszyklus. Am geringsten ist sie zur Zeit der Menstruation, obwohl die Eierstöcke nicht aufhören, Östrogene zu erzeugen. Während der Zyklusmitte, also der Tage um den Eisprung (Ovulation), erreicht die Konzentration ihre Höchstwerte, um unmittelbar danach abzusinken.

Während des zweiten Zyklusabschnitts, der sogenannten »Gelbkörperphase«, steigt die Östrogenproduktion wieder an, allerdings nicht so hoch wie zuvor. Kurz vor der einsetzenden Monatsblutung nimmt der Östrogenanteil erneut ab.

Östrogene sind für alle Vorgänge der weiblichen Reproduktion mitverantwortlich. Sie fördern das Heranreifen der Eizellen und erfüllen im Körper der Frau viele andere Funktionen, die zur Aufrechterhaltung ihrer Gesundheit nötig sind. (Nach den Gesetzen der Evolution ist eine gute körperliche Gesamtverfassung Bedingung für die Fortpflanzung.)

Östrogene schützen die Haut und halten sie feucht genug, stärken die Knochen und sind am Haarwachstum beteiligt. Sie senken den Cholesterinspiegel, befeuchten die Schleimhaut und unterstützen die Blase in ihrer Funktion. Selbst die Geschmacksknospen des Mundes reagieren auf den Östrogenspiegel: Fällt er ab, so reduzieren sich die Sinnesknospen auf unserer Zunge, die Gaumenfreude ist erheblich vermindert.

### *Das Gelbkörperhormon (Progesteron)*

Das Gelbkörperhormon oder Progesteron dient der Fortpflanzung, hat aber viele weitere Aufgaben, die für das Wohlergehen des gesamten Körpers verantwortlich sind. Es wird vor allem in den Eierstöcken und im Mutterkuchen erzeugt, jedoch erst unmittelbar nach dem Eisprung. Demnach erscheint auch dieses Hormon nur so lange im Körper der Frau, wie eine Ovulation stattfindet. Das Progesteron fördert die Einnistung der befruchteten Eizelle, es baut die Gebärmutter-Schleimhauthöhle so um, daß der Frühembryo sich darin wohl fühlt und in ausreichendem Maße ernährt wird. Ebenso beeinflußt es das Wohlbefinden der Frau: Das Progesteron verstärkt die Wasserausscheidung, es mobilisiert jene Flüssigkeit, die sich – besonders vor der Menstruation – in den verschiedenen Geweben des Körpers ansammelt. Spannungszustände, Gewichtszunahme und das Gefühl, »aus allen Nähten zu platzen«, treten auf, wenn dieses Hormon fehlt.

Darüber hinaus wirkt das Progesteron auf die Seele, in unserem Gehirn regt es die Bildung von körpereigenen Opiaten wie Morphium an, das unser Körper unter der Direktive des Gelbkörperhormons selbst herzustellen vermag. Diese Opiate mindern Schmerz, beruhigen und sorgen für unser seelisches

Gleichgewicht. Ein Mangel an Progesteron kann schwere Depressionen, Fahrigkeit und eine erhöhte Sensibilität auslösen.

Wahrscheinlich steht das Progesteron auch mit dem Darm in Verbindung und ist in jene »Zustände« verstrickt, die oft mit einer Geblähtheit und Aufgetriebenheit des Bauches einhergehen.

Ein für die Kosmetik nicht uninteressanter Effekt ist der Zusammenhang des Progesterons mit den Blutgefäßen der Haut. Unter seinem Einfluß gewinnen die Venen an Spannkraft, sie kontrahieren leicht und regeln so Durchblutung, Farbe und Temperatur des Körpers.

### *Die männlichen Hormone (Androgene)*

Die Keimdrüsen der Frau sind außerdem in der Lage, männliche Hormone zu bilden, und das lange Zeit über die Wechseljahre hinaus. Diese männlichen Botenstoffe stellen die Ausgangssubstanz für die Östrogene dar, sie sind Vorläufer der weiblichen Hormone. Darüber hinaus unterstützen sie die Östrogene in ihrem Schutz von Knochen und Haut. Fallen die weiblichen Hormone während des Klimakteriums aus, so übernehmen diese männlichen Substanzen ihre Schutzfunktionen. Männliche Botenstoffe beeinflussen die Psyche, sie beflügeln das menschliche Lustempfinden und sollen für jene Freuden mitverantwortlich sein, die man beim Geschlechtsverkehr erlebt.

Damit sind die drei bedeutendsten Hormongruppen genannt, die von den Eierstöcken erzeugt werden. Die Geschlechtsdrüsen der Frau, diese »Multifunktionäre«, stehen aber noch mit zahlreichen anderen Hormonproduzenten in direkter Verbindung, deren Stoffe physisches und psychisches Wohlergehen mitsteuern. Zu ihnen zählt die Hirnanhangsdrüse (Hypophyse). Die Hypophyse entläßt mehrere Hormone, unter anderem das Wachstumshormon Somatotropin. Es befindet sich in der Einflußsphäre der Östrogene und gewinnt für die Regelung des Körpergewichts und für kosmetische Fragen zunehmend an Interesse.

Auch die Schilddrüse kommuniziert mit den Eierstöcken der Frau, im Falle einer Erkrankung kann sie kosmetische Probleme hervorrufen.

Daß die Drüsenaktivität der Leber und des Pankreas (Bauchspeicheldrüse) von den Geschlechtshormonen nicht völlig unabhängig abläuft, ist noch nicht lange bekannt. Sie schließen den Kreis jenes Einflußbereichs, der unter der Herrschaft der weiblichen Keimdrüse steht.

Die hormonelle Situation des Mannes ist grundsätzlich anders als die der Frau. Während die vergleichsweise monotone Sekretion des Geschlechtsdrüsenhormons beim Mann bis ins hohe Alter erhalten bleibt (zum Beispiel ist sowohl die Potentia coeundi als auch die Potentia generandi – die Beischlaf- und die Zeugungsfähigkeit – bis ans Lebensende möglich), ändert sich die hormonelle Situation der Frau öfter und ganz besonders zu Beginn der zweiten Lebenshälfte ebenso grundlegend wie radikal.

Da die hormonellen Gegebenheiten, Abläufe und Einflüsse auf das äußere Erscheinungsbild bei der Frau bedeutend differenzierter und komplexer sind als beim Mann und weil die Natur es aus naheliegenden Gründen darauf angelegt hat, das »Erblühen« weiblicher Schönheit mit der Hormonfunktion der Geschlechtsdrüsen zu verbinden, bieten sich der Frau wesentlich mehr Möglichkeiten, durch eine entsprechende Substitution regenerierend und kosmetisch einzugreifen – gerade auch vom Übergang in die zweite Lebenshälfte an.

Zwar ist natürlich auch das Äußere des Mannes in mancher Hinsicht von hormonellen Prozessen abhängig – man denke nur an Bartwuchs, Muskelansatz, Körperbau und Stimmlage – , doch spielen hier äußerliche Feinheiten nicht im gleichen Maße eine Rolle wie bei der Frau. Es liegt deshalb auf der Hand, daß ich in diesem Buch den männlichen Leser nicht annähernd so ausführlich beraten kann wie die weibliche Leserschaft, so daß es bei gelegentlichen Randbemerkungen an jeweils relevanter Stelle bleibt.

# 2
# Haut und Hormone

Im weitesten Sinne gehört auch die Haut zu den Geschlechtsorganen, und zwar in doppelter Weise. Einerseits besitzt die behaarte männliche, besonders aber die zarte Haut der Frau eine erotisierende Kraft. Andererseits reagiert unser Äußeres sensibel auf jene Hormone, die von den Sexualdrüsen ausgehen. Während der Pubertät wird dies erstmals sichtbar: Männliche Hormone regen die Talgdrüsen an, zu der bei Kindern noch nicht auffallenden Schweißsekretion gesellt sich eine geruchliche Komponente, vor allem aber treten Pickel und Härchen auf.

## *Hormone verändern die Haut*

Das Aussehen der Haut kann sich so kurzfristig wandeln, daß manche Frauen sogar während eines Monats Hautveränderungen bemerken. Sie klagen über Trockenheit, Empfindlichkeit und Anfälligkeit für Allergien unmittelbar vor der Menstruation.

Ebenso fiel auf, daß die Pille die Eigenschaften der Haut beeinflußt. Beobachtungen weisen in verschiedene Richtungen. Meist trägt die Pille zu einer Verschönerung der Haut bei, sie wird reiner, Mitesser verschwinden, und unerwünschte Härchen fallen aus. Doch hört man auch die gegenteilige Feststellung –

bei einigen Frauen ruft die Pille eine ausgeprägte Trockenheit der Haut hervor. Letzteres ist zwar nur selten der Fall, deutet jedoch auf die Abhängigkeit der Haut von den Hormonen hin.

Während der Schwangerschaft sind Hautveränderungen gleichfalls nicht selten. Frauen berichten, nie zuvor sei ihre Haut so schön gewesen. Allerdings kann es vorkommen, daß die Haut sich unter dem Einfluß der Sexualhormone verfärbt. Der Teint wird dunkler, braune Flecken entstehen, die pigmentreichen Stellen des Körpers, wie Brustwarzen und Schamhaargegend, dunkeln nach.

## *Hormonmangel schadet der Haut*

Schon lange bestand der Verdacht, daß die Geschlechtshormone für den Zustand der Haut mitverantwortlich sind. Nicht nur die Augen, auch die Haut kann man als Fenster in das Innere unseres Körpers ansehen. Wer vor dem Spiegel seinen Körper betrachtet, kann von der Haut auf die Knochen, aber auch auf andere innere Organe schließen. Genauso wie in den weiblichen Knochen, so setzt auch bei der Haut der Frau eine dramatische Veränderung am Zenit ihres Lebens ein.

Wenn um das fünfzigste Lebensjahr der Wechsel beginnt, verlieren beide Organe ein bis fünf Prozent ihrer Masse pro Jahr. Sowohl die Haut als auch die Knochen sind für die männlichen und die weiblichen Hormone empfänglich. Mit ihrer Hilfe kann der Knochen- und Hautabbau gestoppt werden, ja, es kann sogar eine teilweise Restaurierung erfolgen. Geschlechtshormone sind Wachstumsfaktoren, die die Regeneration unseres Organismus verwalten. Bei den meisten Tieren endet das Leben mit der Fähigkeit, Nachkommen in die Welt zu setzen. Daher erlischt die geschlechtliche Funktion der Hormone genauso wie die Fähigkeit zur Regeneration. Säugetiere, die sich nicht reproduzieren, werden auch nicht mehr regeneriert. Der menschliche Geist versteht es, dies zu entkoppeln. Geschlechtshormone können auch dann noch (von außen) der Frau angeboten werden, wenn sie nicht mehr imstande ist, Kinder zu bekommen. Die regenerative Kraft der Geschlechtshormone bleibt durch diese Zufuhr auch dann erhalten, wenn sie nicht mehr die primäre Aufgabe, nämlich die Reproduktion, erfüllen.

Damit gehören die Geschlechtshormone zu den wichtigsten kosmetischen Stoffen. Sie regenerieren von innen, sie beseitigen zum Teil in grundsätzlicher Weise die Kausalitäten des Alterns und begnügen sich nicht mit, wie man gemeinhin sagt, einer oberflächlichen Kosmetik. Die wahre Kosmetik stellt in der Haut jugendliche Verhältnisse her, sie wehrt die Alterungsmechanismen ab – und tut dies zu einem Teil mit den Geschlechtsdrüsenhormonen.

## *Die verschiedenen Schichten der Haut*

Die Haut unseres Körpers besteht aus drei Teilen, drei Schichten, die jede für sich von den Hormonen der Eierstöcke abhängig sind. Die drei Teile sind einfach zu merken: Oberhaut, Mittelhaut und Unterhaut. Ein Teil der obersten Hautschicht hat im Volksmund einen besonderen Namen, die »Hornhaut«. Die Mittelhaut trägt auch die Bezeichnung »Lederhaut«.

### *Die Oberhaut*

Die Oberhaut oder Epidermis grenzt den menschlichen Körper zu seiner Umwelt hin ab. An dieser wichtigen Funktion gemessen, ist sie nicht sehr kräftig. Im Durchschnitt beträgt ihre Dicke nur etwas mehr als ein zehntel Millimeter. In ihr herrscht rege Aktivität.

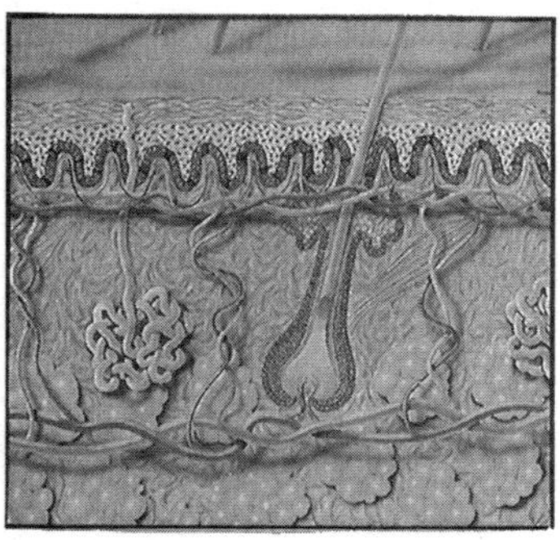

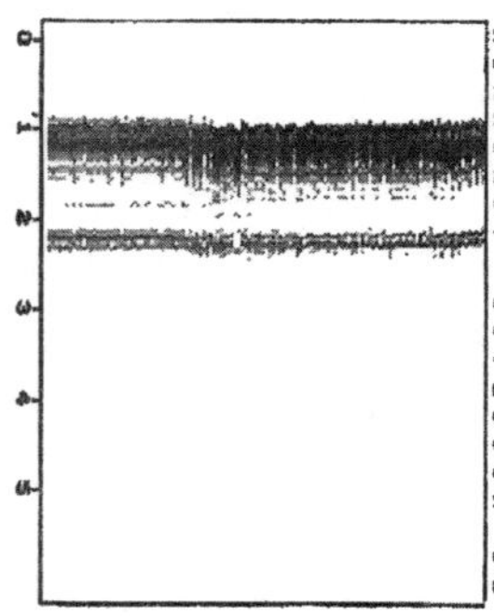


*Links ist eine mikroskopische Aufnahme einer Hautschnittfläche, rechts das dazugehörige Ultraschallbild dargestellt.*

Ständig sterben die obersten Zellen ab, sie verhornen und schützen so den Körper. Und dauernd entstehen neue Zellen. Das Hornkleid schilfert kontinuierlich ab, und neue Zellen kommen von innen nach.

Mehrere hormonale Computersysteme beteiligen sich an dieser täglichen Hautregeneration. Spezielle Hormone der Haut registrieren den Verlust der obersten Hornschicht und melden dies der tiefer liegenden Regenerationszentrale. Haben Sonne, Hitze oder mechanische Kräfte die Haut übermäßig beansprucht, so wird über diese Boten der Haut, die sogenannten »Chalone«, die Neubildung der Lederhaut reguliert. Chalone greifen sowohl stimulierend als auch inhibierend in die Zellteilung ein.

## Wie Hormone auf die Oberhaut wirken:

- **ÖSTROGENE** und **ANDROGENE** (=männliche Hormone) vermehren die Hornhautzellen
- **ÖSTROGENE** vermitteln den biochemischen Mörtel, der die Hornhautzellen verkittet
- **ÖSTROGENE** und **ANDROGENE** steuern die Tätigkeit der Hautdrüsen

### *Männliche und weibliche Hormone erneuern die Oberhaut*

Die Regenerationsschicht der Oberhaut ist aber auch für andere Hormone empfänglich, nämlich für die in den Eierstöcken gebildeten Östrogene und für die männlichen Geschlechtshormone, die Androgene. Beide Substanzen sammeln sich an jenen Stellen der Regenerationsschicht an, an denen Hormone sich anlagern können (den sogenannten »Rezeptoren«). Sie üben insofern einen nicht zu unterschätzenden Einfluß auf die Hautschichten aus, als die Östrogene und die männlichen Hormone zur Geschwindigkeit beitragen, mit der junge lebende Zellen die abgestorbenen ersetzen. Eierstockhormone beschleunigen die Zellteilung, die Grundlage der Zellneubildung.

Die weiblichen Ovarien beenden ihre Aktivität nicht plötzlich, sondern langsam und kontinuierlich – ein Prozeß, der sich über Jahre erstreckt. Zunächst tritt der Verlust nur bei der für die Haut wichtigen Hormongruppe auf, nämlich das Schwinden der Östrogene. Zu diesem Zeitpunkt können die Eierstöcke allerdings noch die männlichen Hormone, die Androgene, erzeugen, die eine den Östrogenen vergleichbare Funktion auf die Zellneubildung der Haut ausüben. Fällt auch diese zweite Hormongruppe aus – stellen die Eierstöcke also weder Östrogene noch Androgene her –, so bemerkt man dies oft an der Haut. Sie wird dünner und entwikkelt keinen ausreichenden Schutz vor den äußeren Reizen der Umwelt mehr. Die empfindliche Haut entsteht, die darüber hinaus noch zu jucken beginnt und manchmal, vor allem in der Genitalregion, einen perlmutterweißlichen Glanz annimmt. Diese Hautschrumpfung um die weibliche Scham war es, die erstmals zur Vermutung führte, daß die Fortpflanzungshormone für die Dermatologie – und die Kosmetik – bedeutsam sind.

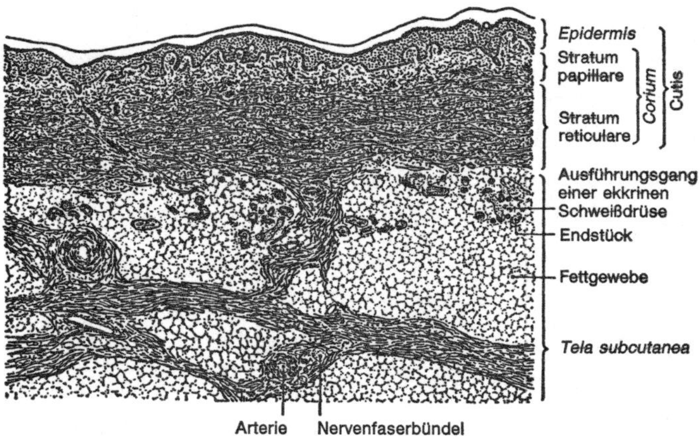


*Die Hautdicke kann mittels Ultraschall gemessen werden. Das Bild zeigt die Schichten der Haut.*

## *Hormone stärken die Haut*

Dies zeigt sich besonders dann, wenn die Eierstöcke der Frau zu ermüden beginnen oder Hautkrankheiten auftreten. So wird etwa die *Craurosis vulvae,* eine – wie eben erwähnt – wohl durch nachlassende Bereitstellung von Geschlechtshormonen bedingte Schrumpfung der Haut und des Unterhautgewebes der äußeren Geschlechtsorgane, seit vielen Jahren erfolgreich mit weiblichen und männlichen Sexualhormonen behandelt. Trägt man Östrogene und männliche Hormone auf die dünne Haut der Scheide auf, normalisieren Haut und Gewebe sich wieder.

Auch an anderen Körperstellen beeinflussen männliche und weibliche Hormone die Teilung, also die Neubildung, von Hautzellen günstig. Ein lokal auf die Haut aufgebrachtes Östrogen kann zu einer wieder gesunden Hornhaut verhelfen. Denn mit zunehmendem Alter verlangsamt sich das Verhornen und findet nicht mehr gleichmäßig statt. Die Hornschicht wird dünn und unregelmäßig. Geschlechtshormone vermögen das zum Teil zu korrigieren. Doch ist hier Vorsicht geboten: Zu hohe Dosen an Östrogenen haben den gleichen Effekt wie ein Mangel, beide blockieren die Regenerationsfähigkeit der Haut. Für ein positives kosmetisches Ergebnis ist die Frage der Dosis daher wesentlich. Das Prinzip »je mehr, um so besser« ist in diesem Zusammenhang falsch. Eine richtige Dosierung erfordert die Beratung und Anwendung durch den Arzt.

*Vitamine der A-Gruppe – Verwandte der Östrogene*
Die Vitamine der A-Gruppe erfüllen eine Vielzahl von Funktionen in der Haut. Sie regen das Immunsystem an, intensivieren den Reparaturmechanismus und fördern jene Zellbildung, die zu einer gleichmäßig starken Hornhaut führt. Die letztgenannte Aufgabe teilen sie sich mit den Östrogenen, beide unterstützen einander wechselseitig.

Östrogene und A-Vitamine dienen unter anderem also dem Zweck, die Regenerationsfähigkeit der Haut anzuregen. Daneben bestehen weitere Berührungspunkte. Bei beiden Gruppen handelt es sich um Kohlenwasserstoffverbindungen, die sich sowohl in den Östrogenen als auch in den Vitaminen der A-Gruppe zu einem beziehungsweise mehreren Ringen anordnen. Eine Vorstufe zu den Vitaminen der A-Gruppe ist das sogenannte »Betacarotin«, das vor allem im Spinat, in Karotten, Süßkartoffeln und Grünkohl in hoher Menge vorkommt. Im menschlichen Organismus spalten Enzyme – Eiweißstoffe, die den Stoffwechselablauf gewährleisten – das Betacarotin in zwei spiegelbildlich gleiche Moleküle mit dem Namen »Retinal« auf. Durch einen Zusatz von Wasserstoffmolekülen wird Retinal zu »Retinol«, dem für die Haut bedeutsamen Vitamin $A_1$, reduziert.

Östrogene und Vitamine der A-Gruppe scheinen aber, betrachtet man die Evolution, auch andere Gemeinsamkeiten zu haben. Die Vitamine wandern nicht als freie Substanzen, sondern an ein Vehikel gebunden durch die Blutbahn. Als Transportmittel steht ihnen ein Protein, das in der Leber gebildete »retinolbindende Protein« (RBP), zur Verfügung. Auf diesen Eiweißkörper muß das Vitamin gleichsam aufsteigen, wenn es sich im Körper fortbewegen möchte. Die Produktion dieser Beförderungsmittel wird von Östrogenen gesteuert, die in der Leber darüber entscheiden, wie viele derartige Vehikel sie den A-Vitaminen bereitstellen.

Um in den Zellen aktiv werden zu können, bedarf jede Substanz eines Ortes, an dem sie sich anlagern kann. Als ein solcher Ort dient ein sogenannter »Rezeptor«. Molekularbiologische Forschungen ergaben, daß die Gene für den Östrogenrezeptor und den Vitamin-A-Rezeptor große Gemeinsamkeiten besitzen. Dies deutet darauf hin, daß beide möglicherweise aus einem gemeinsamen Vorfahren entstanden, und unterstreicht die Beziehung zwischen Östrogenen und Vitaminen der A-Gruppe.

*A-Vitamine schützen die Haut vor dem Altern und den Körper gegen den Krebs*

Das Betacarotin, das die genannten Nahrungsmittel zu einem hohen Anteil enthalten, besitzt ebenfalls eine erfreuliche, über die Dermatologie hinausgehende Eigenschaft. Es fängt nämlich gefährliche Einzelgänger ab, die Zellen zerstören und auch Krebs auslösen können, die sogenannten »freien Radikale«. Diese kleinen Moleküle oder Molekülbruchstücke, die bei chemischen Reaktionen entstehen – bisweilen handelt es sich lediglich um einzelne Sauerstoffatome –, mischen sich unaufgefordert in zahlreiche Stoffwechselprozesse der Zellen ein und bringen sie damit aus dem Gleichgewicht. Das Betacarotin sammelt die chemischen »Wüstlinge« ein, bindet sie und macht sie unschädlich.

In Malaysia ist das Kauen der Betelnuß und von Betelpfeffer- und Tabakblättern eine bei vielen Bauern verbreitete, aber nicht ungefährliche Gewohnheit. Die durch das pflanzliche Nikotin irritierte Magenschleimhaut reagiert mit bösartigen Veränderungen. In deren Vorstadium lassen sie sich durch Einnahme von Betacarotin zurückbilden.

Jedes Molekül Betacarotin ist imstande, Irrläufer zu beseitigen. Auf diese Weise kann ein Entstehen von Lungenkrebs, Darmkrebs oder Hautkrebs hintangehalten werden. Ebenso gewährt Betacarotin einen gewissen Schutz vor Arteriosklerose, vorzeitigem Altern sowie vor Schädigungen des Lebergewebes und des Nierengewebes.

Umweltbelastungen, Smog, Ozonexposition, Zigarettenrauchen, vor allem aber die Ultraviolettstrahlung begünstigen das Entstehen freier Radikale im Körper. Was die Haut betrifft, so kommt der Sonnenexposition die größte Bedeutung zu. Ultraviolette Strahlung und Nikotin durch Zigarettenkonsum blockieren das körpereigene Regulatursystem in den verschiedenen Hautschichten und beschleunigen den Alterungsprozeß der Haut. Eine tägliche Dosis von sechs Milligramm Betacarotin genügt, damit es seine wohltuenden Eigenschaften für die inneren Organe, vor allem aber für die Haut, zu entfalten vermag.

Der Abwehrkampf gegen die freien Teilchen erfordert soviel Einsatz von der Haut, daß sie neben dem Betacarotin noch andere Mechanismen benützt, um die »Zelltötung« zu verhindern. Ein eigenes Enzym, die Thioredoxinreduktase, die freie Radikale einfängt, und die Farbstoffproduktion der Haut, die Melaninbiosynthese, dienen einer derartigen Verteidigung. Je höher die Belastung durch die freien Radikale wird, um so emsiger lagert die Haut Melanin ein, so als wolle sie sich dadurch gegen die Sonnenbestrahlung und das Auftreten der Killersubstanzen schützen. Es wird vermutet, daß dabei auch dem Kalzium im Blut eine besondere Bedeutung zukommt.

### *Die wertvollen Fette der Haut – Östrogene unterstützen ihre Produktion*

Östrogene sorgen für eine ständige Nachlieferung von

Zellen für die Hornschicht. Die empfindliche, trokkene Haut hat noch andere Ursachen, die ebenfalls eine Affinität zu den Geschlechtsdrüsen haben. Die obersten Zellen der Hornschicht, also der Haut, sind Ziegeln vergleichbar, die unsere Körperoberfläche bedecken. Um ihren Zusammenhalt zu gewährleisten, bedürfen sie eines Mörtels. Die einzelnen Kittsubstanzen bestehen aus Fetten, die man mit der Nahrung aufnimmt. In der Leber werden sie umgebaut, und die entstandenen Produkte verbinden die einzelnen Hornzellen miteinander. Fehlt dieser biologische Mörtel, beginnt die Haut dünner und rauher zu werden, Schuppen bilden sich, und Bakterien gelingt es leichter, zwischen den Hornzellen in das Innere der Haut vorzudringen. Entzündungen können entstehen, der Wundheilungsprozeß ist verlangsamt. Die Haut scheint diesen Mangel an Kittsubstanzen zu registrieren. Im Bemühen, die darunterliegenden Hautschichten dennoch zu schützen, verstärkt sie die Bildung von Hornzellen; den neuen Zellen fehlt jedoch der Zusammenhalt. Schweißdrüsen und Talgdrüsen vermehren sich ebenfalls, so als wollten sie den mangelnden Zellmörtel mit ihrem Sekret ausgleichen. Schließlich leiden auch die in den tieferen Schichten vorhandenen Äderchen, das Kapillarsystem der Haut, und ihre vitale Blutversorgung fällt aus.

Das äußere Erscheinungsbild der Haut spiegelt diesen Zustand wider. Denn die Haut trocknet aus, das reichlich in den tieferen Schichten vorhandene Wasser verdunstet durch die Ritzen zwischen den Hornzellen, die keine Kittsubstanz mehr zusammenhält. Die Haut wird welk, trocken und vermittelt so den Eindruck des Alters.

Eine einfache Fettsäure, nämlich die Linolensäure, verbindet die Hornzellen miteinander und übernimmt so eine wichtige Aufgabe in der menschlichen Haut. Weil sie Bestandteil nahezu aller fetten Öle ist, konsumieren wir sie täglich. In der Leber zur sogenannten »Gammalinolensäure« umgewandelt, kann sie der Haut als biologischer Mörtel dienen. Dieser Prozeß in der Leber steht ebenfalls mit Östrogenen in Verbindung. Das Östradiol bewirkt eine Vermehrung des Enzyms, das für den Umbau der Linolensäure, also für den Biomörtel der Haut, nötig ist. Mit zunehmendem Alter verliert die Leber an Fähigkeit, Gammalinolensäure herzustellen.

Alkohol und Diabetes tragen ebenfalls zu einer Verringerung des Hornhautkitts bei. Aber auch permanenter Streß, der zu einer starken Ausschüttung von Katecholaminen und Kortison, beides Streßsubstanzen, führt, blockiert jenes Enzym, durch das aus Linolensäure die Gammalinolensäure hervorgeht. Das Kortison fördert die Knochenabbauzellen, die sogenannten Osteoklasten. Das Nebennierenrindenhormon Kortison schadet nicht nur den Knochen, sondern ein Übermaß dieses Nebennierenrindenhormons gefährdet die Haut ebenso.

In beiden Fällen, bei Knochen und Haut, gleichen Östrogene den Schaden aus. Die Hormone der Eierstöcke regen also nicht nur die Neubildung der Hautzellen an, sondern stellen diesen darüber hinaus Fette zur Verfügung, um die einzelnen Hornzellen aneinanderzubinden und so den Wasserverlust des Körpers über die Haut gering zu halten.

Der Talg der Hautdrüsen weist ebenfalls Linolensäure auf, ein Mangel an diesem Fettstoff begünstigt das Entstehen der Akne. (Dieser Hauterkrankung ist ein eigener Abschnitt gewidmet, Näheres siehe dort.) Östrogene, das Antiandrogen Cyproteron (ein Antagonist des Testosterons) und die Vitamine der A-Gruppe erhöhen die Konzentration der Linolensäure im Talg und dämmen so die Akne ein.

*Hormone steuern die Drüsen der Haut*

Zwischen unserer Haut und unserer Umwelt liegt eine weitere Schicht, ein Fettfilm, der unsere Haut überzieht und die erste Barriere gegenüber nachteiligen Einflüssen darstellt. Das Fett aber entstammt einer Drüsensekretion und ist mit abgeschilferten Hornhautzellen durchmischt. Die in der Haut liegenden Talgdrüsen stellen zwei Gramm Talg pro Tag her. Die Temperatur der Körperoberfläche verflüssigt das Fett, das so den gesamten Körper einhüllt. Die größte Anzahl an Talgdrüsen weist der Mensch im Gesicht und am Kopf auf. Der Talg hält Haare und Haut geschmeidig und sorgt für deren Makellosigkeit. Zahlreiche Faktoren beeinflussen die Talgdrüsenproduktion. Wesentlich beteiligt ist das genetische Erbe. Ebenso wirkt das vegetative Nervensystem auf die Talgproduktion ein. Vor allem sind es jedoch Hormone, die über die Talgdrüsenaktivität wachen. Die männlichen Hormone fördern die Tätigkeit der Talgdrüsen. Dies bedeutet einen zusätzlichen Schutz für die Haut und zeigt, wie sehr die Produkte der Eierstöcke – in diesem Fall die Androgene – das Funktionieren der Haut und ihre Gesundheit mitbestimmen. Während des Klimakteriums, bisweilen auch erst danach, bemerken manche Frauen eine besonders trockene Haut und somit das Ende der Talgdrüsenaktivität. Eine ganz vorsichtig dosierte Gabe männlicher Hormone kann Abhilfe schaffen. Ein Übermaß ruft – ähnlich wie bei den Östrogenen – allerdings das Gegenteil hervor. Produzieren die Eierstöcke der Frau ein Zuviel an männlichen Wirkstoffen, regt dies die Talgdrüsenaktivität zu stark an, eine fette, ölig glänzende Haut ist die Folge. Oft stellen sich noch Mitesser ein, eine unreine Haut entsteht, und in Verbindung mit einer bakteriellen Infektion entwickelt sich Akne.

### *Die Mittelhaut (Lederhaut)*

An die Oberhaut schließt als mittlere Hautschicht die Lederhaut an. Sie ist dicker als die Oberhaut und besteht aus festem Bindegewebe, Fasern und Zellen, die in eine Grundsubstanz eingebettet sind. Ihren Namen erhielt sie nach der chemisch präparierten tierischen Haut. Bei der Ledergewinnung entfernt der Gerbvorgang Unterhaut und Oberhaut auf chemischem Weg, übrig bleibt die mittlere, sehr strapazierfähige Schicht der Haut, das Leder.

Die Lederhaut weist zwei Komponenten auf, die ebenfalls mit den Geschlechtshormonen in Verbindung stehen, nämlich die kollagenen Fasern und eine geleeartige, wasserbindende Grundsubstanz, die Hyaluronsäure.

## Wie Hormone auf die Mittelhaut wirken

- **ÖSTROGENE** und **ANDROGENE** verstärken das Kollagen und das Elastin
- **ÖSTROGENE** vermehren die Hyaluronsäure

*Hormone erneuern die Kollagene*

Das Wort »Kollagen« ist griechischer Herkunft; das griechische Wort *kolla* bedeutet »Leim«, den man früher durch Auskochen der Lederhaut gewann. Bei den Kollagenen handelt es sich um wasserunlösliche Eiweiße mit Faserstruktur, die im Organismus eine Stützfunktion ausüben. Das Bindegewebe der Haut setzt sich überwiegend aus diesen Fasern zusammen, die einen interessanten Aufbau haben. Drei Einzelketten sind kompliziert umeinander gewunden und bilden so eine Art Seil: das Grundgerüst der Kollagene. Sie gewährleisten die Stärke und die Straffheit der Haut. Bis zur Menopause bleibt der Gehalt an Kollagenen ungefähr gleich, dann fällt er – als Folge des

Mangels an Östrogenen – steil ab. Der Verlust jährlich kann bis zu fünf Prozent betragen. Er erhöht sich noch, wenn gleichzeitig eine Zuckerkrankheit vorliegt.

Die Kollagene der Haut verhalten sich dabei ähnlich wie die Knochen: Sie verlieren ab jenem Augenblick an Mineralstoffen, zu dem die Eierstöcke ihre Östrogenproduktion beenden. Während der Wechseljahre nimmt nicht nur die Gesamtmenge dieser Fasern ab, sondern die ineinander verschlungenen Kollagenbündel entwirren sich und legen sich immer mehr parallel zur Hautoberfläche, so daß Spannung und Elastizität der Haut schwinden. Die Haut wird immer dünner und wegen des gleichzeitigen Verlusts an Hornschicht – auch auf diese dehnt sich ja, wie erwähnt, der Wirkungsbereich der Östrogene aus – durchsichtiger.

Östrogene beeinflussen die Bildung von Kollagenen; mit Hilfe einer Östrogentherapie lassen Kollagengehalt und Dicke der Haut sich daher entscheidend verbessern. Vorsicht ist allerdings vonnöten. Denn wie bei der Epidermis schadet ein Östrogen hier ebenso. Wesentlich ist das Mittelmaß, und dies unterstreicht die Notwendigkeit ärztlicher Überwachung.

Man weiß schon seit längerem, daß ein Zusammenhang zwischen Östrogenen und Hautdicke besteht. So wies man eindeutig nach, daß eine Zufuhr von Östriol-Succinat die Hautdicke um fünfzig Prozent steigert, Kollagene nehmen also um die Hälfte zu. Die niedrigste Östrogendosierung hat dabei den besten Effekt auf die Haut.

Ähnlich wie bei der Oberhaut kommt den männlichen Hormonen der Frau auch für die Lederhaut Bedeutung zu. Neben den Östrogenen versteht es vor allem das Testosteron, den Anteil an kollagenen Fasern in der weiblichen Haut entscheidend zu heben. Das Testosteron wird beispielsweise in Form von Kristallen aufgenommen, soll aber stets mit einem Östrogen gleichzeitig angeboten werden. Bei einer täglichen Zufuhr von fünfzig Milligramm Östradiol und hundert Milligramm Testosteron (in Kristallform), dazu fünf Milligramm des Gestagens Norethisteron über zehn Tage pro Monat, erhöht sich die Anzahl kollagener Fasern in der Haut von Frauen nach der Menopause um mehr als fünfzig Prozent beziehungsweise Kollagengehalt und Hautdicke nehmen weniger rasch ab, als es sonst der Fall wäre. Die Aktivität der weiblichen Eierstöcke erlischt nicht sofort nach der Menopause. Während zehn bis fünfzehn weiterer Jahre erzeugen sie noch männliche Hormone, so daß selbst nach dem Ausfall der Östrogene ein gewisser Hautschutz verbleibt. Weist eine Frau mit sechzig Jahren einen Mangel an Androgenen auf, so verringert sich die Dicke der Haut schnell.

Der günstige Effekt, den Östrogene auf die Haut ausüben und der sich in einem mitunter völligen Verschwinden von Falten äußert, beruht auf einer erhöhten Wassereinlagerung und einer tatsächlichen Zunahme der Menge an Kollagenen. Sie verstärken die Epidermis, verändern das Fettgewebe jedoch offenbar nicht. Eine Hormonbehandlung betreibt also gleichzeitig eine Kosmetik von innen her. Natürlich läßt sich mit (intrakutan oder subkutan) injizierten hochgereinigten Rinderkollagenen ebenfalls ein kosmetischer

Erfolg erzielen. Vor einer solchen Anwendung müssen jedoch Tests allergische Reaktionen ausschließen, außerdem ist eine Wiederholung in kürzeren Abständen nötig, da die Kollagene abgebaut werden.

Neben den Kollagenen, dem »Skelettsystem« unserer Haut, durchzieht ein kautschukartiger Stoff, das Elastin, die Lederhaut. Die überall vorkommenden Bindegewebszellen erzeugen es. Chemisch ist dieser Gerüsteiweißstoff den kollagenen Fasern verwandt, er sorgt für die elastische Spannkraft der Haut.

Der Feind der Kollagene ist das Kortison – der Widersacher des Elastins ein proteinspaltender Stoff, das Enzym Elastase. Zur Aufgabe hat die Elastase vor allem, Bakterien und beschädigte Zellen zu beseitigen. Die Elastase verhält sich wie ein Aasfresser, sie verdaut die abgestorbenen Zellen unseres Körpers. Mitunter vergreift sie sich aber auch an gesunden Gebilden, vorzugsweise am Elastin. In die Schranken gewiesen wird die Elastase vom Alpha-1-Antitrypsin, einem in der Leber gebildeten Stoff, der über das biologische Gleichgewicht wacht und bemüht ist, die Aktivität der Elastase ausschließlich auf abgetötete Bakterien und tote Zellstücke zu lenken. Normalerweise verhindert das Antitrypsin also den Abbau des Elastins. Damit kommt diesem Hormon in der Kosmetik ein besonderer Stellenwert zu. Das Alpha-1-Antitrypsin ist jedoch sensibel. Stößt es auf Sauerstoffmoleküle, die durch Nikotin, Sonnenbestrahlung oder verschiedene andere Umweltgifte entstehen, fällt es in sich zusammen, wird inaktiv und vermag die Elastase nicht mehr zu hemmen. Die Haut büßt an Elastizität ein.

Selbst die Hyaluronsäure steht unter dem Einfluß der Östrogene. Wie schon gesagt, besteht die mittlere Hautschicht zu einem großen Teil aus kollagenen Fasern. Eingebettet sind diese Skelettfasern der Haut in die gelatinöse Masse der Hyaluronsäure, die die mittlere Hautschicht durchzieht. Bei dieser interzellulären Kittsubstanz handelt es sich um einen Zucker, der außer in der Augenhornhaut in allen Bindegeweben vorkommt. Die menschliche Nabelschnur ist sehr reich an diesem Polysaccharid, das in größeren Mengen aus Hahnenkämmen gewonnen wird. Die Hyaluronsäure stellt nicht nur eine Trägersubstanz für die Kollagene dar, sondern kann auch Wasser speichern – bis zum Viertausendfachen ihres eigenen Gewichts. Die Straffheit der Haut wird also von Kollagenen, doch ebenso von der diese umgebenden Hyaluronsäure gesteuert. Ist viel Hyaluronsäure vorhanden, kann sich auch viel Wasser einlagern, und die Haut bleibt straff, sie welkt nicht und bekommt keine Falten. Daneben scheint die Hyaluronsäure weitere Funktionen mit zu übernehmen. Sie fördert den Neuaufbau der Blutgefäße, verbessert so die Durchblutung und den Abtransport des Zellmülls. Desgleichen beschleunigt sie die Bildung des Reparaturgewebes und sorgt auf diese Weise für einen schnelleren Wundverschluß. Selbst die einfachen Fibroblasten – überall vorkommende Zellen, Vorstufen der spindelförmigen Bindegewebszellen – werden über die Hyaluronsäure in ihrer Aktivität stimuliert.

Die klinische Erfahrung und zahlreiche Experimente belegen, daß Östrogene die Menge an Hyaluronsäure erhöhen. Sie steigern also das Wasserbindevermögen der Haut, die straffer wird und verjüngt wirkt. Wie dies vor sich geht, ist noch Hypothese. Diskutiert wird die Zunahme des Enzyms Hyaluronsäuresynthetase.

Auch die Kosmetik hat dieses Wasserdepot, das die Haut mit einem Flüssigkeitspolster ausstattet, vor geraumer Zeit wiederentdeckt. Äußerlich auf die Haut aufgetragen, bewirkt die Hyaluronsäure schon auf der Hautoberfläche einen hohen Grad an Durchblutung. In Form einer Salbe (Hyaluronsalbe) umgibt sie den Körper mit einem wasserbindenden Gel, das den Flüssigkeitsverlust der oberen Hautschicht verringert.

Eine Facette der Hautalterung besteht im Verlust dieses Flüssigkeitsmantels. Er ereignet sich oft zum selben Zeitpunkt, an dem die Eierstöcke ihre Östrogenproduktion einstellen. Die Hormonkosmetik bedient sich des engen Zusammenhangs zwischen Hormonen und Haut. Die Geschlechtshormone steuern die Bildung der Hyaluronsäure entscheidend. Sinkt die Produktion durch Östrogenmangel, sorgt eine Östrogenzufuhr für den Ausgleich. Außerdem gewährleistet diese Art der Behandlung, daß die Hyaluronsäure nicht nur die oberste Hautschicht erreicht, sondern dort neu entsteht, wo sie normalerweise beheimatet ist, nämlich in der mittleren Hautschicht.

Neben den Östrogenen beeinflußt noch ein anderes Hormon die Hyaluronsäure, nämlich das in der Hirnanhangsdrüse gebildete Thyrotropin, das die Funktion der Schilddrüse reguliert. Unter seinem Einfluß sammelt sich das kosmetisch sehr wirkungsvolle Hyaluronat in der Mittelhaut an, wodurch sich – wie schon erwähnt – viele Falten glätten.

### *Die Unterhaut*

Die tiefste Schicht der menschlichen Haut zeigt keine scharfe Abgrenzung gegen die Lederhaut und besteht hauptsächlich aus Fettgewebe, Blutgefäßen und Nerven. Sie wird »Subcutis« oder »Unterhaut« genannt. Zwei Bestandteile der Unterhaut verdienen, auch in bezug auf die Hormone, besonderes Augenmerk: das Fett und die Blutgefäße.

Die Fettzellen werden bereits in der frühen Kindheit entwickelt, vermehrtes Nahrungsangebot und Mästung im frühkindlichem Alter führen zu einer Vervielfachung der in der Unterhaut beheimateten Fettzellen. Versucht man später, an Gewicht zu verlieren, so verkleinern sich die Fettzellen bei längerem Fasten zwar, ihre Zahl bleibt jedoch gleich. Fasten verringert nur den Inhalt, nicht die Anzahl der Fett enthaltenden Zellen. Deshalb füllen sich die nicht verschwundenen Zellen nach Hungerperioden rasch wieder auf. Dies unterstreicht die Bedeutung einer ausgewogenen Kost während der Kindheit. Übergewichtigkeit in dieser frühen Lebensphase kann dem Erwachsenen viel Kummer bereiten, da die Gewichtsreduktion dann zur Sisyphusarbeit wird.

Die Fettzellen befinden sich mit den Geschlechtshormonen in Kommunikation, doch ist vieles noch unbekannt. Allerdings zeigt die Erfahrung, daß ein Mangel an Östrogenen während der Menopause eine unproportionale Fettauspolsterung zur Folge haben kann, der »Matronenspeck« erscheint. Ein Überangebot an Östrogenen führt jedoch ebenfalls zu einer starken Gewichtszunahme – die gefürchtete Nebenwirkung bei jeder Hormontherapie. Östrogene scheinen nicht direkt dafür verantwortlich zu sein, wahrscheinlich sind andere Hormongruppen zwischengeschaltet. So wird das Wachstumshormon der Hirnanhangsdrüse seit längerer Zeit verdächtigt, für die Zunahme des Fettgewebes zu sorgen. Normalerweise baut dieses Hormon die Fettzellen ab und wirkt so der Übergewichtigkeit entgegen. Im Alter sinkt die Menge dieses Wachstumshormons aber, der Fettansatz kann beginnen. Daß die Hormone der Eierstöcke mit dem Wachstumshormon der Hirnanhangsdrüse in Verbindung stehen, ist bekannt. Diesem Konnex wird man in Zukunft wohl noch mehr Aufmerksamkeit zollen.

Ebenso sollen die männlichen Hormone die Fettverteilung modifizieren. Das Dehydroepiandrosteronsulfat, ein in der Nebenniere gebildeter Bote, dämmt den Fettansatz ebenfalls ein, wobei der genaue biochemische Mechanismus zur Zeit noch unbekannt ist. Allgemein wird man den männlichen Hormonen bei der Behandlung der Frau ab dem fünfzigsten Lebensjahr mehr Aufmerksamkeit zollen müssen. Anfangs bestand die Meinung, während der Wechseljahre bedürfe es ausschließlich der Zufuhr von Östrogenen; die nächste Erkenntnis war dann das Gelbkörperhormon, das den Östrogenen als Schutzsubstanz für die

Gebärmutterschleimhaut beigemengt wird. Daß eine gesunde Gebärmutterschleimhaut gleichfalls männliche Hormone benötigt, die ja ebenso den Eierstöcken der Frau entstammen, erkannte man vor kurzem.

Das wirksamste Androgen, das Testosteron, hat nicht nur für Psyche, Sexualkraft und Knochenbau Bedeutung, sondern auch für die Haut und möglicherweise für das Körpergewicht. Besondere Aktualität können die männlichen Hormone erhalten, wenn sich die heilende Wirkung der männlichen Botenstoffe auf die Cellulite herausstellt. Die Fettzellen der Unterhaut sind zu Gruppen zusammengefaßt und durch Bindegewebslogen voneinander getrennt. Die Architektur dieser Fettgrüppchen wird von Hormonen gesteuert – doch darüber mehr im Kapitel über die Cellulite.

Die tiefste Schicht der menschlichen Haut beherbergt weitere Funktionseinheiten, die nicht von den Hormonen gesteuert werden. Dazu zählen die Nervenendigungen, die als Horchposten am äußersten Ende unseres Körpers liegen und Eindrücke an das zentrale Nervensystem melden. Sie sind so empfindlich, daß sie selbst in der tiefen Hautschicht noch Umweltsignale wahrzunehmen vermögen. Werden die übrigen Hautschichten im Laufe der Jahre dünner, so rücken die sensiblen Gebilde näher an die Körperoberfläche heran. Weil ihre Aufnahmefähigkeit unverändert bleibt, erleben sie die Geschehnisse der Außenwelt verstärkt, und dies ruft eine schmerzhafte Empfindung hervor. Mit dem Dünnerwerden der Haut steigt die Schmerzempfindlichkeit an, die

Schmerzschwelle sinkt. Manche Frauen bemerken das im Alter, wenn die dünne, trockene Haut zu schmerzen beginnt.

**Wie Hormone auf die Unterhaut wirken**

- **ÖSTROGENE** und **GELBKÖRPERHORMON** steuern die Durchblutung und damit das Hautkolorit
- **ÖSTROGENE** schützen die Nervenendigungen der Haut

## *Wie Hormone die Durchblutung der Haut steuern*

Daß Hormone die Durchblutung beeinflussen können, weiß man durch die Antibabypille. Das darin enthaltene künstliche Östrogen vermag bei Frauen, die stark rauchen, die Gefahr eines Blutgefäßverschlusses zu erhöhen. Natürliche Östrogene, so zeigt die Erfahrung, schützen die Gefäße hingegen vor einem frühen Verschluß – der Herzinfarkt ist bei Frauen vor dem fünfzigsten Lebensjahr viel seltener anzutreffen als bei Männern der gleichen Altersstufe.

Ein unüberschaubares Netz von Blutgefäßen durchzieht die Haut in ihrer tiefsten Schicht. Millionen zarter Ästchen kommen aus dem Körperinneren hervor, um sich in der Haut zu verzweigen und das größte Organ des Menschen zu ernähren. Obwohl die einzelnen Äderchen so fein sind, daß sie sich der Betrachtung mit bloßem Auge in der Regel entziehen, spiegelt sich das Gesamtkolorit des Blutgefäßsystems durch die Haut wider. Eine gesunde, rosige Haut entsteht durch eine ausgeglichene, normale Durchblutung mit dem hellroten, sauerstoffreichen arteriellen Blut. Es bringt Nährstoffe in die einzelnen Hautschichten. Der Abfluß und Abtransport von Schlackenstoffen erfolgen über die Venen, deren Blut viel dunkler ist. Das venöse Gefäßsystem befördert den Zellmüll zu seiner Entsorgungsstätte, der Leber, die ihn entgiftet. Ist der Blutfluß in diesem System irritiert, so staut sich venöses Blut, die darüber liegende Haut erhält einen ungesunden bläulichen Schimmer. Im Alter wird das Blutgefäßsystem dünner, weniger Blut erreicht die einzelnen Hautzellen, ein geringerer Anteil an Hautzellmüll wird entsorgt. Die schlechte Blutversorgung läßt sich an der Haut erkennen: Sie wird blasser, weißlich und hat dadurch ein ungesundes Aussehen.

Der funktionelle Ablauf des weitverzweigten Systems arterieller und venöser Blutgefäße wird von den Hormonen gesteuert. Nach unserem derzeitigen Wissen sind es im weiblichen Organismus zwei Wirkstoffe der Ovarien, die einen Einfluß auf die Durchblutung der Haut ausüben, nämlich die Östrogene und das Gelbkörperhormon.

Eine Reihe von tonisierenden Mitteln wird eingesetzt, um der Haut ein frisches Aussehen zu geben. Alkohole, Kampfer, Nikotinsäure und Massagen verstehen es, die Durchblutung der Haut und so einen gesunden Teint zu fördern. Eine wirkliche Verbesserung der Durchblutung kommt aber von innen – ohne daß die zusätzlichen äußeren Maßnahmen bagatellisiert werden sollen. Diese innere Durchblutungssteigerung geht auf die Östrogene zurück.

Östrogene verstehen es, die Blutgefäße zu erweitern, dadurch erreicht mehr Blut die einzelnen Organe. Diese Erweiterung der Venen kann allerdings Schmerzen in den Beinen verursachen. Solche Schmerzen treten manchmal auch im Zusammenhang mit einer Hormonbehandlung und unter dem Einfluß der Antibabypille auf. Das Gelbkörperhormon wirkt den Östrogenen entgegen. Es tonisiert das Arterien- und Venensystem, die Durchblutung verringert sich, der Querschnitt der Blutgefäße wird enger. (Die Tatsache, daß Östrogene den Durchmesser von Arterien, Venen und Kapillaren erweitern, erklärt, warum Frauen vor dem Herzinfarkt geschützt sind, solange die Eierstöcke Östrogene bereithalten.)

Östrogene und Gelbkörperhormon rufen auf diese Weise jeden Monat eine periodisch wiederkehrende Schwankung des Durchmessers der Blutgefäße hervor: Unmittelbar nach der Menstruation, während der ersten Hälfte des Zyklus, steigt der Östrogenspiegel im Organismus der Frau Tag für Tag. Während des Eisprungs produzieren die Eierstöcke verstärkt Östrogene, und die Blutgefäße, Arterien und Venen der Haut eingeschlossen, sind maximal erweitert. Nach dem Eisprung sinkt die Östrogenproduktion auf ein gewisses Maß ab, allerdings tritt plötzlich das Gelbkörperhormon in den Vordergrund und holt sich die gefäßerweiternde Wirkung der Östrogene gleichsam zurück, die Blutkanäle kollabieren.

Dies begründet ein anderes Phänomen, das den meisten Frauen bekannt ist: Unmittelbar nach dem Eisprung steigt die Körpertemperatur um drei bis fünf Zehntelgrade an, das verläßliche Zeichen für einen Eisprung. Für diesen inneren »Treibhauseffekt« sorgt das Progesteron (Gelbkörperhormon). In der ersten Hälfte des Menstruationszyklus wird das Röhrensystem für unseren Bluttransport also geweitet, wesentlich mehr Blut gelangt zur Oberfläche unseres Körpers, wo zwischen Außenwelt und Körperinnerem ein Temperaturgefälle von zehn bis zwanzig Grad herrscht.

Das reichlich an die Körperoberfläche transportierte Blut muß nach Rückkehr in das Körperinnere wieder auf die allgemeine »Betriebstemperatur« gebracht werden. Dadurch kühlt das Körperinnere zeitweilig um einige Grade ab. Wird unter dem Einfluß des Gelbkörperhormons während der zweiten Phase des Zyklus aufgrund der etwas engeren Gefäße weniger Blut in die Haut transportiert, so geht weniger Wärme verloren, die Temperatur im Körper steigt an.

Das Blutgefäßsystem der weiblichen Haut befindet sich also in einem steten Auf und Ab. Phasen der stärkeren Durchblutung wechseln mit solchen, in denen das Blutgefäßsystem enger gestellt ist. Da der Mann weder über Östrogene noch über Progesteron verfügt, sind seine Blutgefäße auch wesentlich stabiler und dem »steten Auf und Ab« nicht so sehr unterworfen, wie dies bei der Frau der Fall ist. Dadurch fällt andererseits ein Gefäßtraining weg; Männer leiden viel häufiger an Gefäßerkrankungen als Frauen.

Mit der fehlenden Eierstockfunktion fallen auch die gefäßaktiven Hormone, die Östrogene und das Progesteron, aus. Die rhythmischen Veränderungen des Blutgefäßsystems bleiben aus, das monatliche Training als wirksames Mittel gegen die Arteriosklerose ist nicht mehr gegeben. Mit zunehmendem Alter steht das Kapillarsystem, jene feinsten Blutgefäße, die den Stoffaustausch mit den Geweben gewährleisten, nicht mehr in vollem Umfang zur Verfügung, ab der Menopause verschlechtert sich dadurch vor allem die Durchblutung der Haut. Eine Substitutionsbehandlung gleicht den Mangel an Östrogenen und dem Gelbkörperhormon aus, und die Durchblutung läßt sich normalisieren – dies ist ein weiterer Aspekt der hormonellen Kosmetik.

Die Durchblutung der einzelnen Gefäße kann man mit Hilfe eines besonderen Ultraschallgeräts messen. Ist die Aktivität der Eierstöcke bei einer Frau erschöpft, so führt dies zu einer Minderdurchblutung vieler Organe, desgleichen der Haut. Das ist ein weiterer Mosaikstein bei der Suche nach den Ursachen des Alterns. Wird der Östrogenmangel korrigiert, so zeigen sich eine erhebliche Zunahme des Blutflusses und die Weitstellung der Gefäße. Dies läßt sich am Ultraschallgerät fotografieren, es liefert den letzten Beweis für die Abhängigkeit der Durchblutung von Hormonen.

Untersucht wurde das Phänomen zunächst an der Gebärmutter. Sie wird von einer großen Arterie mit

Blut versorgt, die man mit dem Ultraschallgerät sieht und deren Querschnitt sich im Laufe des Menstruationszyklus ändert. Während der ersten Phase des Zyklus ist die Durchblutung am besten, mit nachlassender Östrogenausschüttung verringert sich der Gefäßdurchmesser. Ähnliches gilt für die Hauptschlagader des Menschen. Ihren Durchmesser bestimmt ebenfalls der Östrogengehalt des Blutes, bei Frauen im Klimakterium vermag eine Östrogengabe die Gefäße zu erweitern.

Dieselben Mechanismen regeln die Durchblutung der Haut. Die Haut leidet ebenfalls, wenn Östrogene fehlen, denn die Versorgung mit lebenswichtigen Stoffen und der Abtransport des körpereigenen Mülls sind dann gestört, die Haut welkt und altert.

Das Problem der Raucherinnen wurde schon angesprochen. Meist fällt ihre schlecht durchblutete Haut gleich ins Auge, sie ist fahl und weist eine Menge kleiner Falten auf. Bei Raucherinnen, dies haben mehrere Studien bestätigt, bilden sich gerade um die Augen viel früher und intensiver die sogenannten »Krähenfüße«, verzweigte Fältchen, erste Vorboten des Alterns. Eine gut durchblutete Haut signalisiert Jugend und Frische. Voraussetzung dafür ist allerdings, daß die Gefäße weit genug sind, das Blut in ihrem Inneren fließen zu lassen. Dies bewirken die Östrogene.

Allerdings entspräche es nicht der Natur, wenn man ununterbrochen mit Hilfe der Östrogene das Blutgefäßsystem weitstellte. Der natürliche Menstruationszyklus der Frau lehrt uns, daß dies nur phasenweise geschieht. Das rhythmische Zusammenziehen und Weiten der Blutgefäße bedeutet gleichzeitig ein Gefäßtraining, erfüllt darüber hinaus aber noch zahlreiche andere Aufgaben.

Die Kontraktion und die Kräftigung der Venen verhindern jene Beschwerden, die Frauen manchmal in den Beinen verspüren, das schmerzhafte Gefühl in den Venen, wenn ein Östrogenüberschuß sie geweitet hat. Die Gabe von Progesteron löst die Venenschmerzen. Es braucht allerdings nicht in Tablettenform eingenommen zu werden, sondern das Aufstreichen eines entsprechenden Gels genügt, um die Gefäßwände zu stärken und den Schmerz zu beheben.

Krampfadern finden sich sogar im Bauchraum. Die Eierstöcke und die Gebärmutter sind von zahlreichen Blutgefäßen umgeben, die sich mitunter krampfaderartig verändern. Vielen Frauen bereitet dies Schmerzen, die man nicht zuordnen kann. Die gynäkologische Untersuchung ergibt in solchen Fällen

**So steuern Hormone die Durchblutung**

| | | |
|---|---|---|
| **ÖSTROGENE** | : | Erweitern die Blutgefäße |
| **PROGESTERON** | : | Tonisiert die Blutgefäßwand |

einen normalen Befund, auch der Ultraschall fördert keine Auffälligkeiten zutage, dennoch klagt die Betroffene über ständige Schmerzen in der inneren Genitalregion. Ursache sind die geweiteten Venen und Krampfadern im Bereich der Gebärmutter. Dem läßt sich ebenfalls durch Progesteron und seine gefäßverengende Wirkung abhelfen.

Durch Spritzen eines Progesteronderivats verschwinden die Symptome. Das Gelbkörperhormon tonisiert die Krampfadern und beseitigt so die chronischen und schwer zuzuordnenden Beschwerden.

Mit der Migräne soll es sich ähnlich verhalten, sie wird ebenfalls durch Veränderungen an den Gefäßen hervorgerufen, und das Gelbkörperhormon kann Frauen von den lästigen Kopfschmerzen befreien.

Der blutgefäßverengende Effekt des Gelbkörperhormons ist bei den sogenannten »Besenreisern« nützlich. »Besenreiser«, die eine in der Haut sichtbare Erweiterung der Blutgefäße darstellen, kleine Krampfadern also, stellen ein kosmetisches Problem dar, das viele bedrängt.

Sicherlich beruht diese von vielen Frauen als unangenehm empfundene Veränderung der Haut einerseits auf genetisch bedingter Veranlagung, wobei auch mechanische Ursachen durchaus in Erwägung zu ziehen sind, allerdings scheinen die Hormone mitbeteiligt zu sein.

Zwei Hinweise sind es, die uns dies annehmen lassen. Während der Schwangerschaft – die Östrogendosis ist hoch – bemerken manche Frauen ein vermehrtes Vorkommen kleiner Blutgefäßgeschwülste (Hämangiome). Vor allem aber, so berichten betroffene Frauen, werden schon vorhandene Besenreiser während der Einnahme der Antibabypille stärker. Diese Gefäßstörungen sind als zwar ungefährliche, doch kosmetisch unliebsame Nebenwirkungen der empfängnisverhütenden Pille zu bezeichnen.

Während des Klimakteriums kommt es mitunter schubartig zu Wucherungen der kleinen Gefäße – eine Folge des chronischen Gelbkörpermangels, mit dem die Wechseljahre beginnen.

Nach bisherigem Wissen wäre die Erklärung für dieses Phänomen einfach. Soweit es die Hormone betrifft, kann ein Überschuß an Östrogenen den Durchmesser der Kapillaren erweitern, dadurch wird die Entwicklung der Besenreiser gefördert. Sind diese einmal vorhanden, nützt die Hilfe des Gelbkörperhormons nichts mehr. Allerdings kann man mit ihm vorbeugen. Wie bei den Venenbeschwerden trägt man bei den sogenannten »mikrokapillären Angiomen«, diesen geschwulstartigen Neubildungen des Gewebes von Gefäßen, Gelbkörperhormon in Form einer Salbe lokal auf die Haut auf; es stärkt die kleinen Blutgefäße und verzögert dadurch das Entstehen von Besenreisern.

Das Gelbkörperhormon selbst ist eine harmlose Substanz, daher läßt es sich vertreten, sich seiner auch aus kosmetischen Gründen zu bedienen. Es handelt sich um einen körpereigenen Stoff, den die Eierstöcke mehrere Jahrzehnte während der zweiten Zyklushälfte erzeugen. Während der Schwangerschaft ist sein Anteil gleichfalls stark erhöht.

Zusätzliche Maßnahmen, die die Durchblutung verbessern, sind immer willkommen – so zum Beispiel das Anwenden einer seifenartigen Paste, die feine Partikel von Aluminiumoxid enthält und die Durchblutung der Haut durch die mechanische Reizung fördert.

## *Wie Hormone die Haut regenerieren*

Die Hormone der weiblichen Eierstöcke sind für die Regenerationsfähigkeit der Haut, für die Kittsubstanz der obersten Hautschicht, für die Kollagene, für die Wasserbindungsfähigkeit der Hyaluronsäure sowie für die Durchblutung und damit das gesunde und jugendliche Aussehen mitverantwortlich. Der Alterungsprozeß der Haut stellt nach wie vor ein Geheimnis dar, er ist nicht restlos geklärt.

Als gesichert gilt allerdings, daß die Geschlechtshormone einen nicht zu unterschätzenden Anteil daran haben. Zwischen dem fünfundvierzigsten und dem fünfundfünfzigsten Lebensjahr fällt vielen Frauen an ihrer Haut eine schubhafte Veränderung auf, die sie gefühlsmäßig mit den Hormonen in Verbindung bringen.

Hautveränderungen und Hauterkrankungen können viele Ursachen haben. Entstanden sie wegen eines Mangels an Geschlechtshormonen, so liegt die wahre Kosmetik darin, dieses Defizit zu beheben. Alles andere wirkt nur oberflächlich.

## *Hormone und Hautfett*

Der Kitt, der die Hornhautzellen zusammenhält, ist ein besonderes Fett, die im Abschnitt über die Oberhaut schon erwähnte Gammalinolensäure. Östrogene Hormone sorgen dafür, daß sie der Haut in ausreichendem Maß zur Verfügung steht. Diese Fettsäure trifft man ebenso in der Nahrung an, sie kommt im Fischöl, im Samen der Nachtkerze und der Schwarzen Johannisbeere vor.

Einem Mangel an Gammalinolensäure kann man begegnen, indem man den Zusammenhalt der Hornzellen über eine gezielte Diät oder durch äußere Anwendung der Fettsäure auf der Haut zu verbessern versucht. Eine bereits gelöste Schwierigkeit lag früher in der schlechten Haltbarkeit der Fettsäure, die leicht ranzig wurde und den Geruchssinn beleidigte. Ein Zusatz von Vitaminen der A-Gruppe kann die Gammalinolensäure stabilisieren.

Die Kittsubstanz unserer obersten Hautschicht läßt sich also mit Hilfe der Ernährung im Körper anreichern oder indem man sie direkt auf die Haut bringt. Aber auch durch eine Östrogentherapie kann man ihre Produktion im Organismus verstärken.

## *Östrogene und Kollagene*

Ähnlich verhält es sich mit den Kollagenen – der schon an anderer Stelle geschilderte Zusammenhang sei hier nochmals aufgegriffen. Dieses Skelettsystem der Haut, das ein frisches und jugendliches Aussehen vermittelt, kann, wie schon gesagt, gleichsam wie eine Prothese in die Haut gespritzt werden. Hochgereinigte Rinderkollagene liegen in injizierbarer Form vor, doch muß man sie vorher testen, um die Gefahr einer heftigen Allergie auszuschließen. Durch eine hauchdünne Nadel gelangen die kollagenen Fasern in die mittlere Hautschicht beziehungsweise in das Unterhautfettgewebe, die eingefallene, faltenreiche Haut wird wieder voller, die Falten verschwinden zum Teil.

Die Behandlung heilt das Übel aber nicht an der Wurzel, es ist äußere Kosmetik mit momentanem Erfolg, den allerdings nur wiederholte Injektionen sicherstellen. Unser Körper verändert die Rinderkollagene, in mehrwöchigen bis mehrmonatigen Abständen bedarf es deshalb einer neuerlichen Injektionskur.

Die Hormonkosmetik setzt tiefer an, sie regt die Neubildung der Kollagene von innen her an, das heißt, der Körper muß die Stützfasern selbst bilden. – Dies erinnert an den Abbau an Knochensubstanz, der sich unter Zuhilfenahme der Geschlechtshormone verringern und, wenn auch im selben Maß, bis zu einem gewissen Grad ausgleichen läßt. – Östrogene verhindern einen zu raschen Abbau an Kollagenen, der vor allem in den Wechseljahren einsetzt. Darüber hinaus haben zahlreiche Erfahrungen bewiesen, daß schon verlorengegangene kollagene Fasern sich durch eine Östrogenbehandlung teilweise wiedergewinnen lassen.

## »Hormonkosmetik« für die Haut

Die Geschlechtshormone der Frau sind, wie erwähnt, Wachstumsfaktoren, die in den verschiedensten Schichten der Haut aufbauend, stärkend und teilweise verjüngend wirken. Jene Alterungsphänomene, die auf einem zu geringen Hormonangebot beruhen, werden durch eine Zufuhr dieser Substanzen normalisiert. Deshalb ist es vor allem bei der Frau um fünfzig Jahre sinnvoll, jenen Mangel zu beheben, der auch in der Haut Spuren hinterläßt. Einer ausgeglichenen Bilanz an Geschlechtshormonen kann eine Gesundung der Haut folgen.

Welche Hormone stehen für eine Verschönerung der Haut zur Verfügung?

Die wichtigsten Geschlechtshormone der Frau, die Östrogene, haben für die Haut große Bedeutung. Sie regen die Zellteilung, die Bildung der kollagenen Fasern sowie die Produktion von Hyaluronsäure an und intensivieren die oberflächliche Durchblutung. Drei verschiedene Östrogene stehen für die hormonelle Hauttherapie bereit: Östron, Östradiol und Östriol. *Östron* und *Östradiol* wurden bereits vorgestellt. Sie lassen sich in verschiedenen Formen anwenden (siehe Übersicht auf der nächsten Seite). Die persönliche Vorliebe entscheidet die Wahl. Nur die Dosis muß stimmen.

Die Hormonbehandlung ahmt die Natur nach. Führt man einer Frau, der Östrogene fehlen, diese Hormone zu, so sollen damit jene Konzentrationen im Körper erreicht werden, die eine Frau in jungen Jahren aufweist. Im Rahmen des 28tägigen Menstruationszyklus schwankt die Konzentration des Östradiols zwischen fünfzig und zweihundert Pikogramm pro Milliliter. Ähnliche Werte strebt man mit den verabreichten Östrogenen an.

Mehrere Beobachtungen erlauben den Schluß, daß Östron und Östradiol nicht grenzenlos für eine Haut-

**Geschlechtshormone – die KOSMETISCH wirken**

**ÖSTROGENE**

| | |
|---|---|
| **ÖSTRADIOL** | : Tablette<br>Pflaster<br>Salbe<br>Kristall<br>Injektion |
| **ÖSTRON** | : Tablette<br>Salbe |
| **ÖSTRIOL** | : Tablette<br>Scheidenzäpfchen<br>Salbe<br>Lotion<br>Injektion |

regeneration sorgen, ein Zuviel an diesen Östrogenen kann stören und sogar das Gegenteil bewirken. Während einer Hormonbehandlung ist die Überprüfung des Serumspiegels daher unerläßlich. Denn jeder Mensch ist anders, die Konzentrationen im Blut können von Frau zu Frau schwanken. Die Kunst der Hormontherapie besteht darin, jene Dosis zu finden, die die Natur uns vorgibt. Für die einzelnen Patientinnen ist die geeignete Menge an Östrogenen deshalb verschieden.

Bei *Östriol,* das ebenfalls zur Therapie von Östrogenmangelerscheinungen zur Verfügung steht, handelt es sich um ein Schwangerschaftshormon. Außerhalb der Gravidität findet es sich nur in geringer Menge im weiblichen Körper. Während der Schwangerschaft steigt die Konzentration dieses Östrogens hingegen auf das Hundertfache an, der weibliche Organismus wird »östrogenisiert«. Wie erwähnt, berichten zahlreiche Frauen übereinstimmend, daß ihre Haut, aber auch ihr Haar nie so schön waren wie während oder kurz nach der Schwangerschaft. Daraus erwuchs die Überzeugung, daß Östriol sich im Unterschied zu den beiden anderen Östrogenen nicht überdosieren läßt. Hohe Dosen haben keine gegenteilige Wirkung, wie dies bei Östradiol und Östron der Fall ist. Mit Östriol kann man deshalb großzügiger umgehen. Der Handel bietet es unter anderem in Form von Tabletten und einer Salbe zum Auftragen auf die weibliche Haut an (vergleiche nebenstehendes Schema). So werden hohe lokale Östriolkonzentrationen erreicht.

Östriol wirkt auf die Scheidenschleimhaut ebenso

wie auf die Innenverkleidung der Blase, es hilft der Haut und den Hautanhangsgebilden, und den Haaren.

Als weiteres für den weiblichen Organismus bedeutsames Hormon sei das bereits vorgestellte *Progesteron* nochmals betrachtet. Das Gelbkörperhormon schützt vor allem die Gebärmutterschleimhaut, es unterbindet ein zu schnelles Wachstum der dort beheimateten sensiblen Zellen und ist so ein Abwehrfaktor gegen den Krebs. Auch der Brust nützt das Progesteron, es lindert Brustschmerzen und verhindert das Entstehen gutartiger Knoten, die Mastopathie. Auch außerhalb der Geschlechtsorgane erfüllt das Progesteron verschiedene Funktionen: Es hebt die Stimmung, indem es das Gehirn, wie schon gesagt, zur Bildung körpereigener Opiate anregt, hat Einfluß auf die Verdauung und fördert die Wasserausscheidung, die

**Geschlechtshormone – die KOSMETISCH wirken**

**PROGESTERON**
(Gelbkörperhormon)

Tabletten
Zäpfchen
Salbe

durch Östrogene reduziert ist. Für die Haut besitzt es gleichfalls günstige Eigenschaften, auf die schon hingewiesen wurde: Durch seine Mithilfe werden die unter der Haut verlaufenden Blutgefäße gestärkt. Leidet eine Frau an Venenbeschwerden – vor allem wenn sie die Pille nimmt oder sich einer anderen Östrogentherapie unterzieht –, so empfiehlt es sich, Salbe mit Progesteron auf die Haut aufzutragen. Die Venenbeschwerden verschwinden. Reines Progesteron verabreicht man dem Körper am besten in Form von Scheidenzäpfchen oder Salbe. Denn oral eingenommen wird es so schnell abgebaut, daß es keine Wirkung entfaltet.

Eine Hormongruppe, die unter anderem in den Eierstöcken der Frau hergestellt wird und viele Organe, darunter ebenfalls die Haut, beeinflußt, sind die männlichen Hormone, die Androgene. Sie unterstützen die

**Geschlechtshormone – die KOSMETISCH wirken**

**ANDROGENE**
(männliche Hormone)

Injektionen
Salbe
Zäpfchen

beiden Skelettsysteme des Menschen, nämlich jenes, das aus Knochen besteht und durch die Osteoporose gefährdet ist, gleichfalls jedoch die kollagenen Fasern in der Haut. Östrogene und Androgene ergänzen einander synergistisch, das heißt, sie unterstützen einander in ihrer Schutzfunktion für Knochen und Haut.

## *Hautfeindliches Hormon Kortisol*

Zu den Knochenräubern, die unser Skelettsystem und die Haut strapazieren, zählt das in der Nebennierenrinde gebildete Kortisol. Dieses Streßhormon mobilisiert in Situationen der Belastung und der Gefahr verschiedene Reserven in unserem Körper, darunter die Mineralien der Knochen und die Kollagene unserer Haut. Unter normalen Umständen verstehen die Östrogene die Wirkung des Kortisols zu neutralisieren. Wird dieses Gleichgewicht gestört, so schwankt der Schutzeffekt der Östrogene. Dies tritt vor allem dann ein, wenn der Körper große Mengen an Kortisol in Form von Tabletten oder Injektionen erhält. Es beeinträchtigt Knochen und Haut und erfordert die Anwesenheit der östrogenen Hormone in besonderem Ausmaß. Daraus erklären sich auch die kosmetischen Veränderungen, die Streß in unserem Körper bewirkt. Unter Anspannung erzeugt er vermehrt Kortisol, das unseren Körper gleichsam überflutet, den Schaden tragen Knochen und Haut davon. Die Streßhormone bauen Knochen und Haut ab: Vom Kortisol weiß man, daß es in Phasen des Stresses vermehrt ausgeschüttet wird und daß dadurch der Mineralgehalt der Knochen sowie die Kollagene der Haut darunter leiden. Zudem verändert sich im Streß die Weite unserer Blutgefäße, was mitunter zu einer Kontraktion und zu einer Minderdurchblutung von Organen führt. Der Herzinfarkt in der Situation des Stresses ist dafür ein beredtes Beispiel.

Im Laufe eines Tages schwankt die normale Konzentration an Kortisol erheblich. Während der Morgenstunden stellt die Nebenniere besonders hohe Mengen her, am Abend fällt der Kortisolspiegel dagegen ab – dies ist die Zeit, die unsere Haut und unsere Knochen zur Erholung benötigen. Währenddessen regenerieren sich Knochen und Haut optimal, dazu tragen Hormone bei. Aus dem Sachverhalt läßt sich erkennen, warum der Schlaf vor Mitternacht so wertvoll ist und man ihn nützen sollte.

## *Allgemeine Empfehlungen für eine gesunde Haut*

Unabhängig von jeder Kosmetik kommt es unseren Organen und im besonderen der Haut zugute, wenn wir einige sinnvolle Maßnahmen befolgen: Alkohol, im Übermaß genossen, und ein Zuviel an Streß verändern im Körper die Bildung der Gammalinolensäure, die als Kitt der Hornhautzellen fungiert. Einschränken des Alkoholkonsums, Ruhephasen und ein geordnetes Leben tun nicht nur Herz und Kreislauf gut, sondern auch der Haut.

Dasselbe meint eine andere Empfehlung, die die Bildung der Gammalinolensäure ebenfalls berücksichtigt: Die tägliche Nahrung soll sowenig Zucker wie möglich enthalten. Ferner gilt es, gesättigte Fettsäuren zu meiden. Allgemein sind Fasttage, der Verzicht auf tierisches Eiweiß oder eine phasenweise vegetarische Kost der menschlichen Haut förderlich.

Gewebshormone, die dem Insulin verwandt sind, erfüllen in verschiedenen Geweben, darunter auch in der Haut, eine wichtige Funktion. Durch Diät, aber auch durch Fasten kann man ein Durcheinander dieser Gewebshormone regulativ ordnen: Der »insulinlike growth factor« ist eine dieser Substanzen, die die Brücke zwischen Regeneration und Fasten herstellen.

Gewohnheiten aufzugeben, die mit »Hautgiften« zusammenhängen, dankt uns der ganze Körper. Zu solchen Hautgiften zählt das Nikotin. Mit jedem Zug an einer Zigarette vermindert man die Durchblutung im gesamten Organismus. Die großen Blutgefäße tolerieren dies eine Zeitlang, bei den kleineren – ob sie nun das Herz oder die Haut versorgen – wirkt sich die Minderdurchblutung unvorteilhaft aus. Unter der Haut liegen so zarte Gefäße, daß man sie mit freiem Auge kaum sieht. Verengen sie sich durch das Nikotin, so bleibt die Nährstoffversorgung der Haut über mehrere Stunden eingeschränkt. Der geschulte Blick eines Arztes erkennt Raucherinnen daher bereits am Gesicht: Trockene, schlecht durchblutete Haut weist den Zigarettenkonsum aus. Ein weiteres verläßliches Symptom sind die kleinen, an den Augenwinkeln beginnenden Falten, die bei Raucherinnen bereits in jungen Jahren manifest werden. Im fortgeschrittenen Alter ist das ganze Gesicht mit derartigen Fältchen übersät, die durch unzureichende Durchblutung der Haut entstanden.

## Allgemeine Empfehlungen für eine jugendliche Haut

1) Kein NIKOTIN

2) STRESSABBAU
STRESSPAUSEN

3) SCHLAF vor MITTERNACHT

4) DIÄT: Kein ZUCKER
Keine TIERISCHEN FETTE
Vegetarischer ESS-SCHWERPUNKT

# 3
# Der Haarausfall – Effluvium capillorum

Mannigfache symbolische Bedeutung hatte die Haartracht in der Geschichte. Für Griechen, Römer und Germanen galt das lange Haar als Abzeichen des freien Mannes, im Gegensatz zum kahlgeschorenen Unfreien. Kurzer Haarschnitt war Ausdruck der Trauer, aber auch der allem entsagenden Hingabe an Gott – eine Tradition, die von den altägyptischen Priestern über die alttestamentlichen Leviten bis zu den Geistlichen der römisch-katholischen Kirche erhalten blieb. Seit der Zeit der Assyrer gehörte es sich, anläßlich einer Hochzeit die Haartracht feierlich zu verändern, während es von alters her üblich war, Ehebrecher kahlzuscheren. Bei den Germanen und noch im Mittelalter beinhaltete das Abschneiden des Haupthaares eine Rechtssymbolik, man betrachtete es als Geste der Unterwerfung.

Das Haar besitzt also einen tiefen kulturgeschichtlichen Hintergrund, ist Gegenstand einer jahrtausendealten Sprache, der Symbolik.

Es darf daher nicht verwundern, wenn der Haarverlust von manchen Menschen als besondere Demütigung, ja als Zeichen des Verlusts von Schönheit und Kraft interpretiert wird. Entsprechend verständlich ist es, wenn Menschen alles unternehmen, um dieses äußere Symbol zu erhalten. Der derzeitige Stand der Medizin entspricht dem Bedürfnis jedoch leider nicht – die Möglichkeiten der Wissenschaft, Haare auf natürlichem Weg zu restaurieren, sind geringer als der diesbezügliche Wunsch von Betroffenen.

Insgesamt betrachtet nahm die Körperbehaarung des Menschen im Laufe seiner Entwicklung eine charakteristische Erscheinungsform an. Im Unterschied zu den meisten anderen Säugetierarten trat sie auf der menschlichen Körperoberfläche weitestgehend zurück. Ausgenommen davon war der Kopf, seine Behaarung übertrifft sogar jene vieler Säugetiere an Dichte und Länge.

## *Die Anatomie der Haare*

Haare sind Anhangsgebilde der Haut. Die Oberhaut zieht sich in Form einer Bucht ein, die bis in die Unterhaut reicht und so eine kleine Hauttasche darstellt. In dieser steckt das Haar, dessen aus der Haut herausragender Teil »Haarschaft« genannt wird. Er geht in die äußerlich nicht sichtbare Haarwurzel über, die an ihrem unteren Ende verdickt und mit einer Zwiebel vergleichbar ist – man spricht deshalb auch von der »Haarzwiebel«. In die Haarzwiebel dringt, ebenfalls in der Unterhaut lokalisiert, von unten her die Haarpapille ein, die von Blutgefäßen, Nerven und Pigmentzellen durchzogen ist. Sie regelt das Wachstum des Haars. In den Haarbalg, auch Außenschicht der Hauttasche genannt, münden ein oder zwei Talgdrüsen und der kleine Haarbalgmuskel. Die Drüsen sondern kontinuierlich Sekret ab, um das Haar geschmeidig zu halten. Ihre Tätigkeit wird von den Geschlechtshormonen gesteuert, das fette Haar der Pubertät ist Ausdruck einer Hormonaktivität, das trockene Haar des Klimakteriums verweist auf die Ermüdung der Talgdrüsen – ihnen fehlt die Stimulierung durch die Hormone der weiblichen Keimdrüsen. Der Haarbalgmuskel kann das Haar aufrichten, etwa wenn wir »Gänsehaut bekommen« oder uns »die Haare zu Berge stehen« – ein Phänomen, das man bei Haustieren eindrucksvoll sieht. Bei manchen von ihnen besitzen die Haare noch Nerven und dienen als zusätzliches Sinnesorgan, die Umwelt zu erforschen. Diese Fähigkeit hat das menschliche Haar allerdings längst verloren.

Das Haar selbst besteht aus einem inneren Markteil, den eine Rinde umgibt. Die Haarkutikula, ein kleines Oberflächenhäutchen, begrenzt das Haar zur inneren Wurzelscheide hin. Die Haarfarbe entsteht unter anderem durch winzige Pigmente, die vor allem in der Markschicht eingelagert sind. Während die Haut im Alter Pigmentstoffe speichert, und diese Flecken das Altwerden des Menschen signalisieren, bemerkt man am Haar den gegenteiligen Effekt: Wenn es seine Fähigkeit, Farbstoffe zu inkorporieren, verliert, wird es weiß, der betreffende Mensch ergraut.

Als Zentrale für Keimung und Regeneration des Haars ist die Haarpapille zu betrachten. Jedes Haar hat eine Papille, von der her es sich regeneriert. Während der Regenerationszeit ist die Haarpapille, die das

Wachstum stimuliert, mit der Haarzwiebel in unmittelbarem Kontakt. Diese Regenerationsphase oder Wachstumsphase, während der das Haar fest im Haarboden verankert ruht, wird als »anagenes Haarstadium« bezeichnet. Anschließend geht das Haar in die Ruhephase, den »telogenen Lebensabschnitt« über. In dieser zweiten Lebenshälfte des Haares ist der Kontakt zwischen Haarpapille und Haarwurzel nicht mehr so eng, die Papille hat sich in tiefere Hautschichten zurückgezogen, das Haar wandert in die oberflächlichen Anteile der Haut und läßt sich leicht herausziehen.

Etwa 85 Prozent aller Haare des Menschen sind der Regenerationsphase, 15 Prozent dem telogenen Stadium zuzuordnen. Drei Jahre bleibt die Haarwurzel mit der Haarpapille verbunden, so lange dauert also ihr anagener Abschnitt. Die Altersphase des Kopfhaars ist kurz, das telogene Stadium beträgt lediglich drei Monate.

## *Die Zehnerregel der Haare*

Anzahl und Lebensphasen der Haare versteht man am besten mit Hilfe der sogenannten Zehnerregel: Ungefähr 100 000 Haare trägt der menschliche Kopf, 10 000 davon befinden sich in der telogenen Phase. Diese haben sich von ihrem ursprünglichen Geburtsort bereits getrennt und sind dem Einfluß der Haarpapille entwachsen, zwischen beiden besteht keine Verbindung mehr. Die übrigen 90 000 durchlaufen die Phase der Jugend. Dieser erste Lebensabschnitt des Haars nimmt verhältnismäßig viel Zeit in Anspruch – 1000 Tage werden dafür veranschlagt –, die zweite Lebenshälfte beträgt hingegen nur 100 Tage. Ist die Lebenszeit eines Haars zu Ende, wird es spontan ausgestoßen. Der Mensch verliert täglich etwa 100 Haare. Dieser Haarverlust wird kontinuierlich ausgeglichen.

**Die ZEHNERREGEL des Haares**

| | |
|---|---|
| **100 000** | Kopfhaare |
| **10 000** | Haare in ihrer zweiten Lebenshälfte |
| **1 000** | Tage dauert die erste Lebenshälfte |
| **100** | Haare verliert man täglich |
| **1** | cm wächst das Haar pro Monat |

Auch die Geschwindigkeit des Haarwachstums läßt sich mit der »Zehnerregel« erfassen. Pro Monat nimmt die Länge des Haars durchschnittlich um einen Zentimeter zu. Das Kopfhaar gehört also zu jenen Gebilden des Körpers, die am schnellsten wachsen. Schwere Erkrankungen, Ernährungsfehler oder Vergiftungen äußern sich darin, daß die Wachstumsgeschwindigkeit der Haare sich verlangsamt.

Die Reißfestigkeit eines Haars ist erstaunlich hoch, es hält bis zu zweihundert Gramm Gewicht.

Zuletzt seien drei Begriffe noch kurz geklärt, denen man im Zusammenhang mit Haarerkrankungen immer wieder begegnet. Der Haarausfall selbst heißt *Effluvium capillorum,* der dadurch ausgelöste Haarschwund *Alopezie.* Manche Menschen zeigen eine Überbehaarung, die sich nicht auf das Kopfhaar beschränkt, sie wird *Hypertrichose* beziehungweise *Hirsutismus* genannt (letzterem ist ein eigenes Kapitel gewidmet).

## *Zu den Ursachen des Haarausfalls*

Haarausfall kann zahlreiche Ursachen haben, von denen wir manche wahrscheinlich noch nicht kennen. Einen zwar bedeutsamen, aber keineswegs ausschließlichen Faktor stellen die Hormone dar. Dies wird der Gynäkologe einer ratsuchenden Patientin als erstes mitteilen – hormonelle Veränderungen können, müssen aber nicht den Haarausfall ausgelöst haben. Eine oberflächliche Betrachtung des Haarbodens liefert bereits einen ersten Hinweis darauf, ob Geschlechtshormone am Haarausfall beteiligt sind, oder ob weitere Faktoren vorliegen. Sieht die Kopfhaut narbig aus, so ist vor allem eine dermatologische Ursache anzunehmen, etwa eine lokalisierte Sklerodermie (eine krankhafte Verhärtung der Haut) oder ein Flechtenbefall. Auch chemische Ätzungen, Infektionen und Strahlenschäden rufen den Verlust des Kopfhaars hervor, in diesem Fall wirkt die Kopfhaut meist ebenfalls narbig.

Weist der Haarboden jenes Areals, auf dem ein Haarausfall festgestellt wurde, Narben und Unebenheiten auf, so wird eine vom Hautarzt durchgeführte »Hautbiopsie« sinnvoll. Mit dem Messer entnimmt er ein kleines Hautstück und untersucht es unter dem Mikroskop. Erst die Vergrößerung gibt gültige Auskunft über den Grund, den nicht selten Flechten darstellen.

Diffuser Haarausfall auf glattem Haarboden erfordert keine Probeentnahme. Verliert eine Frau das Haar während dessen Aufbauphase, dem »Anagen«, so besteht die Gefahr einer Glatzenbildung. Meist fallen die Haare jedoch während ihrer zweiten Lebenshälfte, dem »Telogen«, aus. Faßt man ein Büschel von ungefähr sechzig Haaren zusammen, zieht daran und kann aus dieser Gruppe nur zehn Haare entfernen, so entspricht dies ungefähr den erwähnten fünfzehn Prozent, die sich in der kurzen zweiten Lebensphase befinden. Eine mikroskopische Betrachtung kann diesen einfachen Hinweis bestätigen.

Für die Psyche und das Selbstwertgefühl der Ratsuchenden ist es wesentlich, sie als Arzt darüber zu informieren, daß der telogene Haarausfall keine Glatze verursacht und die Haare in ausreichendem Maß nachwachsen, vor allem dann, wenn die Ursache für den Haarausfall wegfällt. Die Umstellung unmittelbar nach einer Geburt kann ein solcher Auslöser sein, auch Antibabypillen sorgen während und noch nach der Einnahme manchmal für einen Haarverlust. Ebenso sind die Inhaltsstoffe einiger Medikamente für den Haarausfall verantwortlich, so das Heparin, hohe Dosen von Vitaminen der A-Gruppe und Betablocker. Aus der Erfahrung weiß man, daß diese Medikamente einen Haarausfall verstärken können.

## *Haarausfall und Hormone*

Hormonen scheint beim Haarausfall große Bedeutung zuzukommen, die männlichen Hormone erhalten einen besonderen Stellenwert. Der Mechanismus, der bei der Frau über die Hormone zum Haarausfall führt, ist noch weitgehend unbekannt, die Rolle der männlichen Hormone bleibt dennoch unbestritten. Vor allem dem Testosteron, welches nicht nur in den Hoden, sondern auch in den Eierstöcken der Frau hergestellt wird, schreibt man einen beachtlichen Effekt auf das Kopfhaar zu. Offensichtlich führt es die Haare von der Regenerationsphase schneller in ihre zweite Lebenshälfte hinein. Unter seinem Einfluß mehrt sich die Anzahl der Haare, die sich in der telogenen Phase befinden. An den kahlen Stellen der

Kopfhaut läßt sich der Gehalt an Testosteron messen. Vergleicht man ihn mit dem jener Stellen, die noch behaart sind, stellt man überrascht fest, daß sich das Testosteron in den haarfreien Bereichen förmlich häuft. Dort ist es in viel höherer Konzentration vorhanden als an jenen Teilen des Kopfes, die nicht vom Haarausfall betroffen sind.

Der Anschaulichkeit halber sei der Vergleich von Schiff und Hafen bemüht. Das Hormon gleicht einem Schiff, das seinen Zielhafen nur erreicht, wenn es dort eine Möglichkeit anzudocken vorfindet. Ein Hormon braucht einen »Rezeptor«, der ihm dazu verhilft, in die Zelle einzudringen. Kahle Kopfpartien bieten derartige Andockstellen im Übermaß und erleichtern es jedem Testosteronschiff, in die Kopfhaut »einzulaufen«.

Noch ein dritter Gesichtspunkt weist auf die Beziehung zwischen dem Haarausfall und den männlichen Hormonen hin. Das wirkungsstärkste Hormon des Mannes, das Testosteron, unterscheidet sich von seiner Variante, dem Dihydrotestosteron (DHT), nur durch ein Wasserstoffmolekül. Dihydrotestosteron ist aktiver als seine Muttersubstanz und eigentliche Ursache androgener Veränderungen. Interessanterweise findet man das hochpotente Hormon an jenen Stellen des Kopfes, die Kahlheit aufweisen. Diese verschiedenen Mosaiksteine fügen sich zu dem Beweis, daß der Haarausfall mit den männlichen Hormonen in Verbindung stehen muß.

Ein weiterer hormoneller Befund legt allerdings auch den Zusammenhang von Haarausfall und Östrogenmangel nahe. Neben dem Androgenüberschuß gilt das Defizit an den weiblichen Haupthormonen als zweiter Grund für die Glatzenbildung. Östrogene verstehen es nicht nur, die männlichen Hormone zu inaktivieren, sondern regen das Haarwachstum an. Wie wir bereits erfuhren, sind Östrogene nicht nur für die Haut, sondern genauso für deren Anhangsgebilde, die Haare, von Wichtigkeit.

Darüber hinaus beeinflußt auch die Schilddrüse das Haarkleid in nicht unerheblichem Maße. Selten

**Ursachen und Behandlungsansätze des hormonell bedingten Haarausfalls**

| Ursachen | Behandlung |
|---|---|
| **ANDROGENÜBERSCHUSS** | |
| a) Überschuß an männlichen Hormonen | Senkung des Androgenspiegels |
| b) Überschuß an Andockstellen für männliche Hormone | Blockierung der Androgen-rezeptoren |
| c) Überschuß an männlichem Superhormon "DHT" | Blockade des Superhormons |
| **ÖSTROGENMANGEL** | |
| a) im ganzen Körper<br>b) nur in der Kopfhaut | Östrogenzufuhr |

gelten Schilddrüsenerkrankungen aber als Ursache von Haarausfall.

*Wie zeigt sich der hormonell bedingte Haarausfall?*

Bis zu einem gewissen Grad läßt sich aus der Verteilung der kahlen Kopfstellen schließen, ob der Haarausfall hormonell bedingt ist. Mit Recht können die männlichen Hormone unter Verdacht geraten, eine Glatze auszulösen, wenn der Haarausfall die sogenannten »Geheimratsecken« hervorbringt und über der Stirn ein Haarverteilungsmuster entsteht, das man normalerweise beim Mann findet. Diese Form des Haarschwundes erhielt einen eigenen Namen, man spricht vom »männlichen Typ«.

Den »weiblichen Typ« kennzeichnet ein Aussehen, wie es von der »Tonsur« katholischer Kleriker und Mönche kennt. Am Hinterkopf lichtet sich das Haar allmählich. Diese Form des Haarverlusts wird als »Alopezie vom weiblichen Typ« bezeichnet.

Beide Formen sind kombiniert anzutreffen, kommen aber auch isoliert vor. Ist der Anteil männlicher Hormone im Blut stark erhöht, so ist der männliche Haarausfalltyp mit den Geheimratsecken zu finden. Zeigt die Frau eine Art Tonsur, so darf man den Gehalt des Blutes an männlichen Hormonen als normal betrachten. Bei Frauen mit androgenetischer Alopezie deuten noch andere Zeichen auf eine Vermännlichung hin: Solche Frauen zeigen ein mehr maskulines Äußeres, der Körperbau ist muskulös, Oberlippen und Extremitäten weisen eine über das mormale Maß hinausgehende Körperbehaarung auf. Während die Zahl der Haare am Kopf zum Leidwesen der Frauen abnimmt, verstärkt sich das Haarwachstum an anderen Teilen des Körpers. Depression und Stimmungsschwankungen gehen bisweilen ebenfalls mit dem Haarausfall einher. Mitunter lösen Haarprobleme Kontaktarmut und sogar Mißerfolge im Beruf aus, für die der Verlust des Kopfhaars als Ursache angegeben wird. Häufig berichten Frauen mit Haarproblemen auch über Störungen im Sexualbereich.

## *Störungen im Immunsystem bewirken Haarausfall*

Beobachtungen legen nahe, daß beim Haarausfall die körpereigene Polizei, die in allen Organen präsent ist, ebenfalls an einem kausalen Segment des Haarausfalls teilhat. Die Erfolge, die man mit einem Mittel zur Verbesserung der immunologischen Situation der Frau erzielt, erhärten eine derartige Theorie. Die Thymusdrüse des Menschen sorgt vor allem in der Kindheit für die Ausprägung der Immunabwehr, sie gilt gleichsam als Kaderschule der Polizisten des Organismus, die darin ausgebildet werden, ein Leben lang die Feinde zu erkennen und zu vertreiben. Die Thymusdrüse erzeugt ein Hormon, das Thymopoietin, das für die Körperabwehr mitverantwortlich ist. Ein Teil dieses aus 49 Aminosäureresten – sie sind die wesentlichen Grundbausteine der Eiweiße – bestehenden Hormons scheint dabei besonders wichtig zu sein. Gemeint ist eine Kette aus fünf Aminosäuren, das Thymopentin, das man synthetisch nachbauen kann. Das immunstimulierende Thymushormon findet eine vielfältige Verwendung. So wurde es auch bei der Alopezie eingesetzt, teilweise sogar mit Erfolg. Nach drei täglichen Injektionen von Thymopoietin über einen Zeitraum von drei Wochen ging die Alopezie in sieben von zwanzig Fällen zurück.

Welchen Einfluß die immunologische Situation auf das Haar beziehungsweise seinen Verlust hat, wird unterschiedlich erklärt. Eine Möglichkeit bietet die sogenannte »Autoaggression«, das heißt, die körpereigene Polizei bekämpft nicht nur Fremdes von außen, sondern verwechselt mitunter die Organe des eigenen Körpers mit Feinden. Gelenkveränderungen bei Rheuma sollen zum Beispiel auf einem derartigen Mechanismus beruhen. Auch gegenüber Haaren scheinen die Polizisten manchmal irregeleitet zu sein, bekämpfen sie und lösen so den Haarverlust aus. Das Thymopoietin hilft mit, diese Selbstzerstörung der Haare zu verhindern. Vor allem an der sogenannten *Alopecia areata,* bei der das Haardefizit in einem fest begrenzten Areal des Kopfes auftritt, scheint der immunologische Zustand des Organismus beteiligt. Dies ist jene Erkrankung, gegen die das Thymopoietin optimal wirkt. Das Thymushormon ist in der Lage, die sogenannten »T-Zellen«, thymusabhängige weiße Blutkörperchen mit teilweise immunologischer Bedeutung, in hohen Mengen zu rekrutieren, damit sie das Haar gegen körpereigene Aggressoren schützen.

## *Diagnostik des Haarausfalls*

Bei dieser Erkrankung wird die Diagnostik von der betroffenen Frau selbst eingeleitet, denn sie bemerkt das vermehrte Ausfallen von Haaren als erste und sucht dann den Arzt auf – sinnvollerweise zunächst einen Dermatologen. Dieser kann durch die vorher erwähnte Analyse des Haarbodens verschiedene Hauterkrankungen als Ursache für den Haarausfall ausschließen oder bestätigen. Eine Untersuchung der Haare unter dem Mikroskop und manchmal eine Gewebsprobe aus der Kopfhaut helfen ihm dabei. Wie schon gesagt, vermag ihm das Verteilungsmuster der kahlen Stellen bereits einen Hinweis auf mögliche hormonelle Störungen zu geben. Vor allem Geheimratsecken oder Tonsurbildung liefern einen Anhaltspunkt für die Möglichkeit einer hormonellen Ursache der Haarproblematik.

Das Gespräch mit der Betroffenen unterstützt die Diagnose. Erinnert sie sich, daß bereits die Mutter und Großmutter ähnliche Haarprobleme hatten, so dürften die Gene für die jetzige Situation verantwortlich sein. Ein Überangebot an männlichen Hormonen kann genetisch fixiert sein.

Das erste Auftreten des Haarausfalls liefert bereits einen Hinweis auf dessen Grund. Verstärkt die Haarproblematik sich während oder unmittelbar nach der Pubertät, so spricht dies für eine hormonelle Komponente in der ursächlichen Kette. Dasselbe trifft zu, wenn der Haarausfall mit der Menopause beginnt. Der Zusammenhang zwischen Haarausfall und Geburt eines Kindes erhärtet die Annahme einer endogenen Herkunft dieser Erscheinung. Manche Frauen erzählen, daß die Haarproblematik nach der Geburt eines Kindes begonnen habe, Haut und Haar während der Schwangerschaft hingegen so schön gewesen seien wie nie zuvor.

Bringt eine Patientin ihre Haarprobleme mit dem Eintritt in die Wechseljahre in Verbindung, so ist dies ebenfalls als verläßliches Indiz dafür zu werten, daß sie hormonell bedingt sind.

### *Welche Untersuchungen sind sinnvoll?*

Hormonbestimmungen sind bei Haarausfall nicht ohne Aussagewert, erlauben allerdings kaum immer die gewünschte Antwort auf die Frage nach einer entsprechenden Therapie. Die Hormone, auf die der Haarverlust sich zurückführen ließe, wirken auf verzweigten Wegen und entziehen sich mitunter der einfachen Analyse einer Blutprobe. Mit Hilfe des Blutspiegels erfaßt man nur die Konzentration des entsprechenden männlichen Hormons, seine Aktivität wird durch die üblichen Untersuchungen nicht erkennbar. So bleibt trotz der herkömmlichen Bluttests verborgen, ob sich das Testosteron in seine superaktive Form, das Dihydrotestosteron, umgewandelt hat, oder ob die Kopfhaut so viele Andockstellen bietet, daß selbst ein geringer Hormonanteil schon vieles bewirkt. Das Testosteron hat im Blut einen Serumspiegel, der im Nanogrammbereich liegt; es wird nur in bestimmten Organen in Dihydrotestosteron umgewandelt – und dies in unterschiedlicher Intensität. Die Umwandlung hängt von der Anwesenheit der 5-Alpha-Reduktase ab, es ist also nicht so, daß das Testosteron sich automatisch zum Dihydrotestosteron reduziert. Dies ist die Erklärung dafür, daß der Hormonspiegel normal ausfallen kann, obwohl man sich aufgrund der klinischen Daten des Eindrucks nicht erwehrt, daß die männlichen Hormone an den Symptomen beteiligt sind. Gleichzeitig rechtfertigt es vielfach den Entschluß, selbst bei normalen Hormonwerten mit einer endokrinen Therapie zu beginnen, die den Anteil an männlichen Hormonen senkt und den der weiblichen erhöht.

Der Arzt sollte aber nicht nur Hormonstörungen, sondern auch andere mögliche Ursachen des Haarausfalls in Betracht ziehen und getrennt beurteilen. Hat eine Frau zuwenig rote Blutkörperchen, so ist die Versorgung der äußersten Körperzonen – und dazu gehören Haut und Haare – nicht immer gewährleistet: der Blut- und Eisenmangel können zu einem Haarausfall beitragen. In diesem Fall treten aber noch andere Beschwerden auf, die die Diagnose zu einem früheren Zeitpunkt erlauben, unabhängig von der Haarproblematik.

Außer Eisen sind noch andere Spurenelemente, wie Magnesium und Zink, für den Zustand des Haars mitverantwortlich. Vor allem wenn eine ausgeglichene Kost oder eine normale Aufnahme der Nahrung im Darm nicht gewährleistet ist, sind sie zu überprüfen. Der Anteil an Cholesterin und an Triglyzeriden spiegelt die Stoffwechselsituation wider. Ist er verändert, zeigt dies eine Belastung des Gesamtorganismus an, manchmal sind diese Entgleisungen ebenso mit einem Haarausfall verbunden.

*Die Hormonuntersuchung*
Obwohl sie keine umfassende Aussage zuläßt, ist die Erhebung der männlichen Hormone nicht unbrauchbar. Erweisen die Werte sich bei der Alopezie als erhöht, so stellen die Androgene zweifellos eine Ursache für die Haarproblematik dar. Den männlichen Hormonen der Eierstöcke kommt dabei besondere Bedeutung zu. Das Testosteron und sein Stoffwechselprodukt, Androsteron, bilden jene zwei Parameter, die während der Pubertät und des Klimakteriums erhöht sein können. Zusätzlich ist es sinnvoll, jenen männlichen Wirkstoff zu überprüfen, der bereits im Zusammenhang mit dem Fettgewebe der Unterhaut genannt wurde, das Dehydroepiandrosteronsulfat. Obwohl die genaue Kenntnis des Zusammenhangs zwischen DHEAS und Körpergewicht noch fehlt, weiß man, daß dieses Hormon lipolytisch wirkt und vor allem das schädliche »low density lipoprotein« im Blut senkt. Dies ist sicher ein wesentlicher Aspekt, warum der empirisch abgesicherte gewichtsreduzierende Effekt des DHEAS besonderes Interesse verdient.

Wie bereits erwähnt, decken die männlichen Hormone nur jene Ursache des Haarausfalls ab, die mit der inneren Sekretion verbunden ist. Weil er auch durch einen Mangel an Östrogenen ausgelöst werden kann – ein Phänomen, das mitunter in der Menopause zu beobachten ist –, ist die Feststellung des Östrogenspiegels ratsam. Um ihn trotz seiner Schwankungen besser beurteilen zu können, empfiehlt es sich, zusätzlich das follikelstimulierende Hormon (FSH) zu untersuchen, das die Bildung der Zellhülle des gereiften Eies anregt. Das follikelstimulierende Hormon verhält sich zum Östrogenspiegel reziprok: Sinkt im Klimakterium das Östrogen ab, so steigt das follikelstimulierende Hormon an und unterliegt dabei ähnlichen Schwankungen, wie wir dies vom Östradiol kennen. Steigt sein Wert über zwanzig internationale Einheiten an, so arbeiten die Eierstöcke reduziert, ein niedrigerer Östrogenanteil ist dann als Ausdruck einer Erschöpfung zu interpretieren, die den Haarausfall bewirken kann. Dies geschieht nicht nur, weil die Östrogene selbst, wie schon dargelegt, das Haarwachstum stimulieren, sondern ebenso, weil die Leber ein Schutzmittel herstellt, das die männlichen Hormone neutralisiert. Die Östrogene intensivieren die Produktion dieses Neutralisators und senken damit indirekt den Einfluß der männlichen Botenstoffe. Bei diesem Neutralisator der männlichen Hormone handelt es sich um ein Sexualhormone bindendes Globulin (einen einfachen, kugelförmigen Eiweißkörper), das sich ebenfalls durch eine Messung erfassen läßt.

Neben dem Mangel an weiblichen oder dem Überschuß an männlichen Hormonen kann auch eine Störung der Hirnanhangsdrüse einen hormonell bedingten Haarausfall verursachen. Bei Frauen mit einer beginnenden Glatze findet sich häufig ein erhöhtes Vorkommen von Prolaktin, das in der Hirnanhangsdrüse gebildet wird. Deshalb ist es sinnvoll, auch dieses Hormon zu überprüfen und seinen Anteil gegebenenfalls mit einem Prolaktinsenker zu korrigieren. Prolaktin sorgt für eine Zunahme des Brustdrüsengewebes und steigert die Milchproduktion während der Schwangerschaft. Außerdem regt es den Gelbkörper zu vermehrter Progesteronbildung an. Überdies steht es intensiv mit der Schilddrüse in Verbindung, so daß bei Störungen des Prolaktinhaushalts ebenso die Funktion der Schilddrüse abgeklärt werden sollte.

Eine Unterfunktion oder eine Überfunktion der Schilddrüse kann nämlich ebenfalls Haarprobleme hervorrufen. Die Schilddrüsenhormone gehören daher gleichfalls zu jenen Faktoren, die man bei einer derartigen Untersuchung überprüft.

## *Hormontherapie des Haarausfalls*

Wie für viele andere Dinge gilt auch hier das Gesetz: Ein gesundes Leben verhindert viele Beschwerden, in unserem Fall auch den Haarverlust. Vor schädlichen chemischen oder physikalischen Einflüssen muß das Haar genauso geschützt werden wie andere Teile des Körpers. Dies bedeutet, daß man es nur so oft wie nötig und möglichst mit einem alkalifreien Shampoo wäscht. Das Haar nach dem Waschen zu fönen belastet den Haarboden sehr; gesünder ist es, das Haar an der Luft trocknen zu lassen. Das Fönen regt die Talgproduktion der Kopfhaut enorm an, es wird vermehrt Fett abgesondert. Dies führt wiederum zu häufigerem

Waschen, das unser Haar in Mitleidenschaft zieht. Insbesondere sind Dauerwellen und Färbemittel zu meiden, denn sie beeinträchtigen das Haar ebenso wie Haarfestiger und Sprays, deren Inhaltsstoffe dem Haar schaden.

Diesen der Betrachtung der Hormontherapie vorausgeschickten allgemeinen Empfehlungen sei noch eine Beobachtung hinzugefügt: Vielfach läßt der Haarausfall, sofern keine sonstigen Ereignisse den Körper belasten, sich schnell zum Stillstand bringen, wenn man die Haarlänge verkürzt. Der Haarschnitt ist die beste Prophylaxe für wiederholtes Verlieren des Kopfhaars. Eine Kurzhaarfrisur regt die Generationsphase des Haarwachstums an, das Haar wächst in vermehrtem Maße nach. Haare sind lebende Organe, die vom Haarboden ernährt und versorgt werden. Manchmal tut sich dieser Haarboden schwer, die Versorgung der Haare zu garantieren, vor allem dann, wenn ein Übermaß an Haaren die Bodensubstanz belastet. Wir haben oft die Erfahrung gemacht, daß deshalb der Haarschnitt die beste Regenerationskur für das Haar sein kann.

Ergibt der Hormontest erhöhte Werte für männliche Hormone oder kann man dies aufgrund klinischer Daten mit Recht annehmen, so ist der Einsatz eines Hormons gerechtfertigt, das die männlichen Hormone teilweise außer Kraft setzt beziehungsweise ihre Effekte auf Haut und Haar verringert. Eine solche antiandrogene Aktivität übt ein Abkömmling des Gelbkörperhormons aus, das Cyproteronacetat, das in der Regel keine Beschwerden hervorruft oder Nebenwirkungen hat und in verschiedenen Dosierungen angeboten wird.

Jede Antibabypille besteht aus einem östrogenen und einem gestagenen Anteil (Hauptvertreter der Gestagene ist das eingangs beschriebene Progesteron), letzterer ist mit dem Gelbkörperhormon in seiner Wirkung verwandt. Ebenso enthält sie Cyproteronacetat, und zwar in einer Dosierung von zwei Milligramm. Es schützt vor einer ungewollten Empfängnis, setzt darüber hinaus aber auch die Aktivität der männlichen Hormone herab. Die Menge von zwei Milligramm, die man dem weiblichen Organismus mit der Pille pro Tag zuführt, reicht zwar aus, um die Empfängnisverhütung sicherzustellen, vermag einen Überschuß an Androgenen aber nicht immer in Schach zu halten. Deshalb steht diese Substanz der Medizin auch in höherer Dosierung zur Verfügung: Mit einer Tablette, in die fünfzehn Milligramm Cyproteronacetat eingearbeitet sind, kann man fünfzehn Tage pro Monat versuchen, dem Einfluß der männlichen Hormone auf die Kopfhaut entgegenzutreten. Bei manchen Frauen wirkt das Testosteron so stark, daß eine Behandlung eine größere Menge an Cyproteronacetat erfordert. Fünfzig bis hundert Milligramm mögen manchmal sogar nötig sein, um eine Normalisierung des Haarwuchses herbeizuführen. Cyproteronacetat ist das Mittel der Wahl, wenn bei der Diagnose durch den Hormontest oder durch das Gespräch der Eindruck entsteht, daß ein Zuviel an männlichen Hormonen den Haarausfall auslöst.

Beginnt eine Frau ihr Kopfhaar hingegen erst während der Menopause zu verlieren, so stellt wahrscheinlich – eine Untersuchung klärt es – ein Östrogenmangel die Ursache dar. In einem solchen Fall läßt das Übel sich durch eine einfache Hormonsubstitution heilen, das fehlende Östrogen wird in Tablettenform oder über Haut verabreicht. Dabei gilt jene Empfehlung, die bei jeder Hormonzufuhr Gebot ist: Die Dosierung des Hormons, das von außen in den Körper eindringt, muß so erfolgen, daß es im Blut jene Werte einhält, die die Natur unter normalen Verhältnissen vorgibt – der Östrogenspiegel darf nicht darunter liegen, soll sich aber auch nicht darüber bewegen.

Ist die Schilddrüse erkrankt und als Ursache der Haarproblematik entlarvt, so ist selbstverständlich eine Korrektur des Schilddrüsenhormons vonnöten. Hier gilt es ebenfalls, ein Übermaß zu reduzieren oder einen Mangel auszugleichen.

Da die Hormone im Körper ungleichmäßig verteilt sind, hat es durchaus seine Berechtigung, die Östrogene direkt auf die Kopfhaut zu applizieren. Der Östrogenspiegel im Blut korreliert nicht immer mit der Östrogenmenge in den Organen, diese verfügen über spezielle Mechanismen, mit denen sie ein Hormon selektiv binden oder abblocken können. Deswegen ist es sinnvoll, den einzelnen Organen, in diesem Fall der Kopfhaut, direkt das stimulierende Östrogen anzubieten, ohne auf die Vermittlung von Magen und Darm sowie der Blutgefäßbahn angewiesen zu sein. Damit gelingen um vieles höhere Konzentrationen als über den Verdauungstrakt.

Die Kopfhaut scheint eine selbständige Welt darzustellen, die es versteht, auch unabhängig von den im Blut vorhandenen Hormonen zu agieren. Deshalb kommt der äußerlichen Anwendung von Hormonpräparaten auf der Kopfhaut nicht nur ein Placeboeffekt zu, man kann damit echte klinische Erfolge erzielen. Östrogene, Progesteron und das Progesteronderivat Spironolacton wirken in verschiedenen Fällen günstig auf die Kopfhaut. Sie einzumassieren intensiviert die Behandlung, denn so erzielt man hohe Konzentrationen, wie sie über die Blutbahn nur schwer zu erreichen sind.

Die Östrogene regen – ähnlich wie bei den Kollagenen der Haut – den Haarwuchs an und stärken das Haar. Sie besitzen allerdings noch eine andere Aktionsqualität: Das männliche Hormon Testosteron gilt als ein gemäßigter Bote, der erst dann gegen das Haar zu kämpfen beginnt, wenn er in seine aktive Form, das Dihydrotestosteron, umgebaut wird. Über dessen Entstehung wachen die Östrogene und auch das Gelbkörperhormon. In jener hohen Konzentration, die man nur durch das direkte Betupfen der Haut und weniger durch die Einnahme einer Pille erreicht, blokkieren die Östrogene jene Reaktion, aus der normalerweise das »superandrogene« Dihydrotestosteron hervorgehen würde.

Nimmt man ein Östrogen oral (durch den Mund) ein und bestreicht gleichzeitig den Haarboden mit einer östrogenhaltigen Lotion, so gelangt man auf zwei Wegen zu einem positiven Ergebnis. Durch die Östrogentablette stellt die Leber jene Eiweißpolizisten bereit, die im Blut kreisende männliche Hormone gleichsam festnehmen. Darüber hinaus genügt die Konzentration im Blut, um das Haar allgemein zu unterstützen.

Die direkt auf Kopfhaar und Kopfhaut aufgebrachten Östrogene entfalten in höherer Konzentration ihren Einfluß in jenen Teilen, die die Haarwurzel umgeben. Die Umwandlung des vom Blut hereingebrachten Testosterons in das potente Dihydrotestosteron wird blockiert.

Ebenso vermag das in den weiblichen Keimdrüsen erzeugte Progesteron das männliche Geschlechtshormon einzuschränken, indem es jene Enzymreaktion hemmt, aus der das Dihydrotestosteron hervorgeht.

Während der vergangenen Jahre gab es bereits Versuche, entweder mit einem Progesteronabkömmling oder mit Östradiol Lotionen herzustellen, die man auf den Haarboden einwirken lassen kann. Beide Stoffe, die die Ausbildung des Dihydrotestosterons verhindern, kamen bisher isoliert und nicht miteinander vermischt auf den Markt. Manchmal war den Haarwässern noch ein Kortison zugesetzt, weil dieses Hormon der Nebenniere das Haar in bestimmtem Umfang ebenfalls schützt.

Gelingt es den Zellen der Kopfhaut trotz der mit Progesteron und Östrogenen angereicherten Haartinkturen nicht, das die Haare ungünstig beeinflussende Dihydrotestosteron zu bremsen, so steht ein weiterer Schutzmechanismus bereit, um dieser Entwicklung in letzter Minute Einhalt zu gebieten. Ein Verwandter des Gelbkörperhormons, das genannte Spironolacton, welches normalerweise die Nierenleistung stimuliert, besitzt eine Eigenschaft besonderer Art. Es ist dem Dihydrotestosteron scheinbar so ähnlich, daß die Zellen des Haarbalgs es mit diesem verwechseln und dem Spironolacton gestatten, sich dort anzuheften, wo sonst nur das Dihydrotestosteron »an Land« geht. Die Erkennungsmarke beider Substanzen ist offenbar nahezu identisch, obwohl sie ganz verschieden wirken – das Spironolacton beeinflußt, wie erwähnt, die Nieren und läßt die Haare außer acht. Dennoch entwikkelt es einen Effekt auf die Kopfhaut. Wenn das Blut es an die Haarzellen heranschwemmt und aufgrund der großen Ähnlichkeit zum Dihydrotestosteron die Zellen ihm erlauben, sich festzusetzen, nimmt es dem Dihydrotestosteron die biologischen Anlegeplätze weg. Strömt dann das Dihydrotestosteron durch die Zelle, findet es keinen freien Platz mehr, alle geeigneten Stellen sind vom Spironolacton belegt. Also muß es wieder zurück in das Blut und verliert seine Möglichkeit, in der Kopfhaut aktiv zu werden.

**Hormonbehandlung des Haarausfalls**

| | |
|---|---|
| **Oral** | : ÖSTRADIOL-Tabletten<br>CYPROTERONACETAT-Tabletten<br>PROGESTERON-Zäpfchen<br>(bei prämenstruellem Haarausfall)<br>SPIRONOLACTON-Tabletten |
| **Topisch** | : ÖSTRIOL-Lotion<br>SPIRONOLACTON |

## *Vorsicht vor Hormonen auf der Kopfhaut*

Auf die Haut aufgebrachte Hormone wirken dort zunächst in hoher Konzentration, verbleiben aber nicht an diesen Orten, sondern breiten sich, wenn auch mit geringerer Konzentration, im gesamten Organismus der Frau aus. Progesteron und Spironolacton können in den übrigen Körperbereichen keine großen Schwierigkeiten bereiten, es sei denn, die Gebärmutter reagiert auf das Gelbkörperhormon leicht irritiert und beginnt zu bluten. Dies ist ein völlig harmloser Nebeneffekt, der aber erwähnt sein soll.

Bei Östrogenen muß man etwas vorsichtiger sein, weil sie eine besondere Affinität zu den Gebärmutterschleimhautzellen besitzen. Werden hohe Mengen des östrogenhaltigen Haarwassers auf die Kopfhaut aufgetragen und von ihr resorbiert, so erreicht zwar nicht alles, aber doch ein nicht unerheblicher Anteil die Gebärmutterschleimhaut, wo Östrogene einen starken Wachstumsschub aller Zellen hervorrufen. Dies vermag die Gebärmutterschleimhautzellen so zu verändern, daß daraus möglicherweise Probleme entstehen.

Östrogene auf der Kopfhaut können also in der Gebärmutter Blutungen herbeiführen. Darüber hinaus zeigen sich andere Nebenwirkungen, die sich meist nicht gleich zuordnen lassen: Wassereinlagerungen in den Füßen, Gewichtsprobleme und Schmerzen in der Brust. Sie sind diskrete Hinweise dafür, daß durch die Behandlung des Kopfhaars ein Zuviel an Östrogenen im Körper entstanden ist. Deshalb gilt auch hier, was bei jeder Hormonbehandlung Gesetz ist: Führt man die Substanzen der weiblichen Eierstöcke oral und über die Haut zu, so muß man überwachen, was damit im Körper geschieht, ob die Dosierung zu hoch, normal oder möglicherweise uneffektiv niedrig ist.

### *Die orale Hormontherapie*

Das Spironolacton, dieser geniale Gegenspieler des Dihydrotestosterons, ist lokal in Form einer Creme oder Lotion sowie oral in Tablettenform anwendbar. Dieser Substanz begegnen wir noch bei einer anderen kosmetischen Erkrankung, dem Hirsutismus. Das Spironolacton verhält sich ähnlich wie ein anderer Verwandter des Progesterons, das Cyproteronacetat. Deshalb läßt auch das Cyproteronacetat sich gegen Haarausfall einsetzen, vorläufig allerdings nur oral und nicht äußerlich. Die Dosierungsmöglichkeiten beider Stoffe wurden bereits dargestellt, sie reichen von zwei bis hundert Milligramm; damit hat man je nach der Schwere des Haarproblems eine weite Palette zur Auswahl.

Das Cyproteronacetat besitzt jedoch einen Nachteil: Während seiner Einnahme soll man nicht schwanger werden, da man sonst gegebenenfalls einen Knaben verweiblicht. Aus diesem Grund wird das Cyproteronacetat meist mit einer Antibabypille kombiniert, dadurch sind zwei Effekte vereint, die Empfängnisverhütung und der kosmetische Erfolg.

Der Sinn jedes Ovulationshemmers ist es, die Eierstöcke ruhigzustellen, um eine Empfängnis auszuschließen. Er senkt aber den Östrogenspiegel im Organismus. Zwar führt man mit der Pille künstliche Östrogene zu, die für den weiblichen Körper vielfach ausreichen, dennoch sehnen manche Frauen sich nach ihren natürlichen Östrogenen und weisen trotz des in der Pille enthaltenen starken Äthinylöstradiols Mangelerscheinungen auf.

Wird der Empfängnisschutz auf andere Weise garantiert, so ist es ohne weiteres möglich, das Cyproteronacetat mit den eigenen Hormonen des weiblichen Körpers zu kombinieren. Man verwendet dabei Präparate, die man sonst für Beschwerden während der Menopause verordnet. Ihre natürlichen Östrogene beziehungsweise deren Ester lassen sich ebenso in Salben einarbeiten und dem Cyproteronacetat beifügen.

In der Pille ist das Cyproteronacetat mit einem künstlichen Östrogen kombiniert; benötigt man den Empfängnisschutz nicht, sondern möchte man den kosmetischen Nutzen der Hormone in Anspruch nehmen, so kann man das Cyproteronacetat auch mit einem natürlichen Östrogen kombinieren.

Das die männlichen Hormone senkende Cyproteronacetat wird als Pulver eingenommen, das natürliche Östrogen ebenfalls als Tablette oder als Salbe oder Pflaster.

Für die hormonelle Therapie des Haarausfalls stehen also das Antiandrogen Cyproteronacetat in Tablettenform, Dragees oder Salben mit natürlichen Östrogenen, das Gelbkörperhormon, das Spironolacton und lokal anwendbare Östrogene zur Verfügung.

## *Nichthormonelle Behandlung des Haarausfalls*

Der Haarausfall kann, wie gesagt, viele Gründe haben, ein Ursachensegment ergeben zweifellos die Hormone. Sie sind aber nicht bei jeder Form der Alopezie als auslösende Faktoren heranzuziehen. Da neben den Hormonstörungen eine Fülle anderer Ursachen den Haarausfall bedingen kann, bietet sich eine Reihe weiterer Therapieformen an.

**Nichthormonelle Behandlung des Haarausfalls**

| | |
|---|---|
| VITAMIN A | Kapsel |
| GELATINE | Kapsel |
| CYSTIN | Kapsel |
| MINOXIDIL | Lotion |
| VITAMIN A | Lotion |
| THYMOPENTIN | Infusion |
| METHOXYPSORALEN | |

### *Vitamin $A_1$, Gelatine und Zystin*

Diese Kombination der drei Wirkstoffe in einem Präparat findet in der dermatologischen Praxis schon seit langem Verwendung. Sie wird gut vertragen und scheint frei von Nebenwirkungen zu sein. Nicht immer tritt der gewünschte Effekt ein. Dennoch zeigten vergleichende Untersuchungen, daß diese Medikamentengruppe den Anteil von Haaren erhöht, die sich in der Regenerationsphase befinden, und den Anteil derer verringert, die bereits in der zweiten Lebenshälfte sind. Bei diesem Mittel handelt es sich um ein Beutelgranulat, die Gesamttagesdosis beträgt 18 000 internationale Einheiten Retinol (Vitamin $A_1$), 70 Milligramm Zystin und sieben Gramm Gelatine.

Von der schwefelhaltigen Aminosäure Zystin, die sich zu einem hohen Anteil im Protein des menschlichen Haars wiederfindet, vermutete man schon seit längerer Zeit, daß ihr in bezug auf die Qualität, aber auch für das Wachstum der Haare eine entscheidende Rolle zukommt. Die ersten gezielten Untersuchungen nahm man an Schafen vor. Eine australische Arbeitsgruppe demonstrierte, daß sich bei Zufütterung von Zystin zur normalen Nahrung der Tiere eine signifikante Steigerung des Fellwachstums, des Durchmessers und der Länge der einzelnen Haare ergab. Seit 1970 bereitet man diese Aminosäure, bei der es sich um eine natürliche Substanz handelt, deshalb für Frauen mit Haarproblemen auf.

Gelatine ist ein Eiweißkörper, der aus denaturierten Kollagenen entsteht und den Zustand des Haars sowie das Nagelwachstum entscheidend verbessert. (Frauen, deren Nägel Probleme bereiten, sei diese harmlose Substanz anempfohlen.) Neben der Gelatine und dem Zystin enthält das Präparat als dritte Substanz Vitamin $A_1$. Dessen lokale Anwendung führt bei Tier und Mensch zu einer Steigerung der Hautzellenneubildung. Hinweise lassen den Schluß zu, daß außer dem Einfluß auf Hautzellen auch das Haarwachstum angeregt wird. Bei Vitamin $A_1$ ist die Dosis allerdings eine nicht zu unterschätzende Schwierigkeit – zu hohe Mengen an Vitamin $A_1$ können das Gegenteil, den Haarausfall, bewirken. Deshalb ist es wesentlich, die Therapie nur unter ärztlicher Kontrolle vorzunehmen.

Ein anderer Wirkstoff, der sich hoher Beliebtheit erfreut, ist das blutdrucksenkende und daher normalerweise bei hohem Blutdruck eingesetzte Minoxidil. Die ersten Hinweise darauf, daß es das Haarwachstum anregt, kamen von der inneren Medizin, also keineswegs von seiten der Kosmetik. Patienten, die dieses Mittel zur Regulierung ihres Blutdrucks einnahmen, berichteten manchmal von einer Verdichtung des Kopfhaars. Um die Substanz auch Personen mit normalem Blutdruck empfehlen zu können, stellte man ein Haarwasser mit einem halben bis drei Prozent Minoxidil her. Die tägliche Anwendung verbesserte in etwa einem Drittel der so behandelten Fälle das Haarwachstum entscheidend.

Voraussetzung dafür ist jedoch, daß noch Haare vorhanden und die Haarfollikel aktiv sind. Besteht seit langem eine vollkommene Glatze, so scheint dieses Mittel nichts mehr zu bewerkstelligen.

Offen ist nach wie vor, auf welchem Weg das Minoxidil seinen Einfluß ausübt. Eine Überlegung richtet sich auf die Weitstellung der Gefäße und die so verbesserte Durchblutung. Eine Durchblutungssteigerung stimuliert die Haarfollikel tatsächlich und regt so das Haarwachstum an.

Daneben steht ein weiterer Effekt zur Diskussion, nämlich ein direkt stimulativer auf die Haarfollikel. Aber auch ein Zusammenhang mit jenen hormonähnlichen Substanzen, die ebenfalls mit den Haaren in Verbindung stehen, den sogenannten »Prostaglandinen«, wird erörtert. Prostaglandine können bei der Zellvermehrung eine Regulationsfunktion übernehmen; deswegen sind sie auch beim Haarausfall beziehungsweise bei der Haarnachbildung von besonderem Interesse. Dies unterstreicht die Weitläufigkeit des Problems.

## *Medikamente und Haarverlust*

Haare sind sensible Indikatoren dafür, ob bestimmte Hormone oder andere Gifte den Organismus belasten. Sie antworten schnell, indem sie ausgehen. Von den Zytotoxika und -statika, jenen zellgiftigen und -wachstumshemmenden Mitteln, die bei der Chemotherapie nach einem Karzinom eingesetzt werden, ist ja bekannt, daß sie die Haarsubstanz schädigen, und so einen fast vollständigen Haarverlust auslösen. Sonst erst in der zweiten Lebensphase, im Telogen, abgestoßene Haare verliert man bei einer Chemotherapie bereits im Anagen. Eine Haaranalyse unter dem Mikroskop erlaubt es, das Stadium genau festzustellen.

Aber auch Wirkstoffe, die der Blutverdünnung dienen, wie das Heparin, verändern die Durchblutung der Haarpapille und hemmen das Wachstum der Haare.

Ein Überangebot an Vitamin $A_1$ stört die Verhornungsprozesse der Haut und verursacht dadurch ebenfalls einen starken Haarverlust. Als ebenso ungünstig wirken sich bisweilen Lipidsenker, die den Cholesteringehalt des Blutes normalisieren, auf das Haarwachstum aus. Zu erwähnen sind in diesem Zusammenhang noch Antiepileptika, Beruhigungstabletten sowie Pflanzenschutzmittel, die nicht nur Insekten

**Die Feinde des Kopfhaares**

1) ZYTOSTATIKA
2) BLUTGERINNUNGSHEMMER
3) SCHILDDRÜSENPRÄPARATE
4) ANTI-GICHTMITTEL
5) PILZMITTEL
6) MALARIAMITTEL
7) ANTIEPILEPTIKA
8) CHOLESTERINSENKER

und sonstige Schaderreger vernichten, sondern manchmal auch die Haare angreifen.

Charakteristisch für den durch Medikamente hervorgerufenen Haarausfall ist die diffuse Verteilung der Kahlstellen am Kopf, die also keinen Bereich bevorzugt, wie es bei der *Alopecia androgenetica* der Fall wäre. Der Haarverlust ist in der Gegend des Seitenscheitels und des Hinterhauptbeins zu sehen, er tritt ein bis mehrere Monate nach Beginn der Medikation auf, bildet sich nach deren Absetzen aber wieder zurück. Während diese Art der Alopezie hormoneller Natur ist, scheint dies bei der *Alopecia areata* nicht gegeben zu sein. Hier stehen immunologische Ereignisse, unter Umständen sogar Entzündungen im Vordergrund. Untersucht man die kahle Kopfhaut unter dem Mikroskop, erkennt man sehr häufig Makrophagen – große Freßzellen, die vor allem Bakterien bekämpfen – rund um die Haarscheide, in der sich noch kurz zuvor das Haar befand. Sie gelten als Ursache dafür, daß das Haar ausfällt. Durch Behandlung mit Ultraviolettstrahlung versucht man schon seit längerem, diese Entzündungsstellen zu zerstreuen und die Haare zu retten. Ein vor der Bestrahlung eingenommenes Medikament, dessen Wirkstoff Xanthotoxin (Methoxypsoralen) sich am Haarboden ansammelt, verstärkt die Nachhaltigkeit des UV-Lichts. Dieses wurde dreimal pro Woche eingesetzt. Berichten zufolge konnte diese Behandlung auch Formen vollständiger Alopezie heilen. Warum diese Therapie, die ebenso bei anderen Hautkrankheiten vorgenommen wird, Erfolg hat, ist noch unbekannt. Man vermutet, daß die im Haarboden befindlichen weißen Blutkörperchen sich durch Bestrahlung und Medikament verändern und das Haar dadurch schützen.

# 4
# Die Akne

Vielfach ist an der Akne der Beginn der Pubertät zu erkennen. Sowohl beim männlichen als auch beim weiblichen Geschlecht tritt sie dann auf, wenn die Geschlechtsdrüsen beginnen, Hormone zu produzieren. Für die noch nicht ausgereifte Seele des heranwachsenden Menschen kann dieses kosmetische Problem, das sich überwiegend im Gesicht äußert, psychische Folgen haben. Das Selbstwertgefühl leidet, und bisweilen ziehen die Betroffenen sich von jenen Gruppen zurück, mit denen sie vorher verkehrten. Die große seelische Belastung, die diese Hauterkrankung mit sich bringt, soll man nicht unterschätzen.

Die Ursachen der Akne sind nicht völlig geklärt. Die Vererbung scheint daran beteiligt zu sein – Kinder, deren Eltern selbst an Akne litten, laufen Gefahr, diesen Hautausschlag ebenfalls zu bekommen. Vor allem aber nimmt man an, daß die Akne keine Erkrankung, sondern die Folge eines unausgeglichenen Hormonhaushalts ist.

Das männliche Hormon Testosteron ist in der Lage, den Zustand unserer Haut zu verändern und besonders die Talgdrüsen zur Produktion von Talg anzuregen. Steigt das Testosteron während der Pubertät an, so beginnen die bis dahin schlafenden Hautdrüsen eine enorme Aktivität: Sie sondern Talg ab, der Haut und Haar fett aussehen läßt.

Im Hinblick auf eine Behandlung unterscheidet man vier Ausprägungen oder Schweregrade:

*Grad 1: Die sehr leichte Akne.* Vor allem während der Zeit vor der Menstruation kommt es zum Auftreten kleiner Akneherde, die sich danach aber zurückbilden.

*Grad 2: Die leichte Akne.* Auf einer Gesichtshälfte befinden sich weniger als zehn Akneareale beziehungsweise offene Pusteln.

*Grad 3: Die mittelschwere Akne.* Auf einer Gesichtshälfte zählt man mehr als zehn Areale, zusätzlich hat sich die Akne auf den Rücken und auf andere Körperteile ausgedehnt.

*Grad 4: Die schwere Akne.* Ihre Ausdehnung entspricht dem dritten Grad, allerdings reichen die einzelnen Herde tief in die unteren Hautschichten hinein, in die sich der Talg ergießt.

## *Hormone lassen die Akne entstehen*

Das Dihydrotestosteron stimuliert nicht nur die Drüsen zu Aktivität, sondern stärkt auch die Haut. Kollagene werden eingelagert, und die einzelnen Hautschichten verdicken sich dadurch. Dies hat allerdings zur Folge, daß die Haut der Drüsenausführungsgänge anschwillt und so jenen Kanal verschließt, der aus der Drüse zur Hautoberfläche führt. Damit nimmt das Problem seinen Anfang. Einerseits wird vermehrt Talg erzeugt, andererseits kann dieser jedoch nicht entweichen, er bleibt im Drüsengewebe liegen, weitet es aus und wird in Kürze die Beute der überall vorkommenden Bakterien. Für manche Bakterien stellt der Talg ein Kulinarium dar, sie stürzen sich auf ihn und spalten ihn in zahlreiche Teile, nicht zuletzt in die freien Fettsäuren, die so klein sind, daß sie in das umliegende Fettgewebe einzuwandern vermögen. Freie Fettsäuren irritieren das Gewebe, es rötet sich, eine Entzündung tritt auf, die Akne entsteht.

**Entstehungsgeschichte der AKNE**

1) Starke Talgdrüsenproduktion

2) Verschluß der Talgdrüsenausführungsgänge

3) Zersetzung und Entzündung des Talgdrüsensekretes

Auch bei dieser kosmetischen Hautkrankheit stellt nicht das in den Eierstöcken produzierte Testosteron, sondern der schon genannte Abkömmling dieses Hormons, das Superandrogen Dihydrotestosteron, die wahre Gefahr für die Haut dar. In Aknepusteln kommt das Dihydrotestosteron um zwanzigmal häufiger vor als in der nicht betroffenen Haut. In den biologisch so hochaktiven Verwandten wird das Testosteron in der Haut selbst umgewandelt.

Die Haut zeigt Bereiche, in denen sie für die Akne besonders anfällig ist, und andere, an der die Symptome nicht auftreten. Möglicherweise wechselt auch die Fähigkeit der einzelnen Hautareale, Dihydrotestosteron zu erzeugen – dies mag eine Erklärung für das unterschiedliche Erscheinen der Akne an verschiedenen Körperteilen sein.

Darüber hinaus variiert die Reaktionsbereitschaft der einzelnen Talgdrüsen auf die männlichen Hormone. Dies begründet ebenfalls, warum sich die Akne differenziert in den verschiedenen Körperteilen festsetzt. Ferner zählt zu den Merkwürdigkeiten, daß mitunter sogar neugeborene Babys an Akne leiden – allerdings nur unmittelbar nach der Geburt, wenn sie von der Mutter die männlichen Hormone mitnehmen. Nach wenigen Tagen ist die Akne verschwunden.

Entsprechend den drei verschiedenen Faktoren, die man für die Hauptauslöser der Akne hält, zeigt sie verschiedene Entwicklungsphasen. Das erste Stadium ist nicht sichtbar, es ist jene Zeit, in der die Drüsen den Talg nur speichern, man spricht von sogenannten »Mikrokomedonen«. Verhornt der Ausführungsgang der Drüse stärker und erweitert die Drüse sich durch erhöhte Talgverstopfung, ohne entzündet zu sein, so bilden sich größere Mitesser, »weiße, geschlossene Komedonen«. Verfärbt sich das Gewebe durch eine Entzündung schließlich rot und öffnet sich die Pustel, bezeichnet man sie als »offenen Komedo«.

Das Wissen um die Entstehung dieser Erkrankung zeigt deutlich in Richtung Hormone. Und man darf annehmen, daß letztlich sie selbst die Ursache in sich tragen. In vermehrtem Ausmaß trifft man Akne zum Beispiel auch bei Frauen an, die einen erhöhten Testosteronspiegel aufweisen. Frauen mit polyzystischen Ovarien (Eierstöcken, die viele kleine Eibläschen tragen) oder mit Eierstöcken hoher Androgenproduktion neigen sehr zu Akne. Ebenso berichten manche Frauen von einer zyklischen Abhängigkeit der Entstehung von Akne. Sie stellen fest, daß ihre Haut unmittelbar vor, aber auch während der Monatsblutung besonders anfällig für Akne ist.

Manche Antibabypillen können den Hautzustand verbessern, einige ihn jedoch verschlechtern. Auch dies weist auf den Zusammenhang zwischen Akne und den Hormonen hin.

Zusätzlich fördern aber noch andere Ursachen die Hauterkrankung, so etwa der Streß, der das Bild der Akne mitunter furchtbar verstärkt. In Phasen der Prüfung, wenn Mädchen – und auch Jungen – besonders angespannt sind, oder wenn sie in die höhere Schule eintreten, bricht die Akne oft massiv aus.

Desgleichen können Medikamente, zum Beispiel solche mit Kortikoiden, die Akne verschlimmern. Die Hormone der Nebennierenrinde – manche Geschlechtshormone zählen zu ihnen – rufen selbst bei normaler Haut oft Akne hervor. Aber auch Inhaltsstoffe von Schlafmitteln und Beruhigungsmitteln sind in der Lage, akneähnliche Veränderungen anzuregen, so etwa die Barbiturate (Harnstoffverbindungen) oder die Zyklosporine (aus niederen Pilzen gewonnene antibiotische Stoffe). Jod, Öle und Teere sind manchmal ebenso für die Pustelbildung verantwortlich zu machen.

Die Psyche gilt bei der Akne als besonders bedeutsamer Faktor. Eine depressive Verstimmung ist für die Haut geradezu Gift, sie beeinflußt die Blutgefäße, die Arterien verengen sich und verringern so die Durchblutung der Haut. Außerdem sind Psychologen der Meinung, daß Schuldempfinden, Ärger und Minderwertigkeitsgefühle zu einer vermehrten Talgproduktion führen. Über den Umweg der Hormone spiegelt die Haut die Seele wider.

**Stoffe, die AKNE hervorrufen können**

PROGESTERON
CORTICOIDE
BARBITURATE
LITHIUM
CYCLOSPORINE
BROMIDE,CLORIDE,IODIDE

## *Hormontherapie bei Akne*

Als Hauptschuldiger an der Akne gilt das männliche Hormon Testosteron beziehungsweise das aus ihm entstandene Dihydrotestosteron. Es regt die Talgdrüsen an, vermehrt Talg zu produzieren, sorgt aber gleichzeitig für den Verschluß der Ausführungsgänge und beginnt so jenen Teufelskreis, aus dem die Akne hervorgeht. Gelingt es, den Anteil an Testosteron im Körper der Frau zu senken, gewährleistet dies den besten Behandlungserfolg. Die Antibabypille setzt die Aktivität der Eierstöcke herab, die ja einen hohen Prozentsatz an männlichen Hormonen bereitstellen. Deswegen gehört es, wie schon gesagt, zu den positiven Seiten der oralen Empfängnisverhütung, daß die Haut schöner wird.

Das *Cyproteronacetat,* das einen Verbleib der männlichen Hormone in der Zelle verhindert, lernten wir bereits als Gegner des Testosterons kennen. Wie bei anderen Erkrankungen der Haut, denen ein Überschuß an Testosteron zugrunde liegt, kann man die Akne ebenfalls mit Cyproteronacetat bekämpfen, und zwar in der schon angesprochenen unterschiedlichen Dosierung von zwei bis hundert Milligramm.

Das gleiche vermag das *Spironolacton,* wie das Cyproteronacetat ein Verwandter des Progesterons. Es besetzt in der Zelle gleichfalls jene Plätze, die dem Testosteron vorbehalten sind. Das männliche Hormon kann seine Aktivität in der Zelle nicht entfalten.

Hinsichtlich ihrer Wirksamkeit besteht ein zeitlicher Unterschied zwischen Cyproteronacetat und Spironolacton, der sich therapeutisch nutzen läßt. Bei Cyproteronacetat zeigt sich erst nach etwa drei Monaten ein Ergebnis, das lange anhält, wenn man es weiter verwendet. Auf Spironolacton hingegen reagiert die Haut sofort, der ursprüngliche Erfolg verliert sich manchmal aber nach mehreren Monaten. Einige Ärzte raten daher, beide Substanzen gleichzeitig einzunehmen, um einen sofortigen und einen anhaltenden Effekt zu erzielen.

Neben dem Testosteron scheinen auch das Progesteron und die Östrogene an der Entstehung der Akne beteiligt zu sein. Bei *Progesteron* hat man den Eindruck, daß es die Tätigkeit der Talgdrüsen verstärkt. Andererseits hemmt es die Umwandlung des Testosterons in das Dihydrotestosteron, das eigentlich für eine vermehrte Talgabsonderung verantwortlich wäre. Der genaue Zusammenhang ist noch ungeklärt.

Die bisweilen prämenstruell auftretende Akne, die nach der Regel wieder verschwindet, wird häufig mit der Progesteronphase in Verbindung gebracht.

Auch *Östrogene* beeinflussen die Akne, allerdings im hemmenden Sinn. Im Unterschied zu Progesteron dürften Östrogene die Talgproduktion der Drüsen bremsen – ein Phänomen von therapeutischer Bedeutung.

Wird einer an Akne erkrankten Frau Cyproteronacetat oder das Spironolacton empfohlen, so sollte man – aufgrund der eben genannten Überlegung – die Östrogene nicht vergessen. Neben der oralen Einnahme lassen sie sich ebenso lokal auftragen, sie besetzen die Talgdrüsen und hemmen deren Aktivität.

Als hilfreich erweist es sich, von mehreren Seiten

gleichzeitig einzugreifen. So kann man, um auf verschiedenen Wegen eine Besserung zu erreichen, Östradiol in Form der Salbe auf die befallenen Hautareale bringen. Durch die talgreduzierende Wirkung trifft das Östradiol die Basis der Akneerkrankung.

## *Die nichthormonelle Behandlung der Akne*

Bei diesen auffälligen Hauterscheinungen lohnt es sich, einige allgemeine Empfehlungen einzuhalten, die ohne viel Mühe bereits einen Anfangserfolg garantieren. So sind Antiakneseifen mit Schwefel oder Salizylsäure auf dem Markt, mit denen man das Gesicht zweimal bis dreimal täglich waschen kann.

Eine nicht zu unterschätzende Rolle nimmt eine Diät ein, für die gültige Regeln aufzustellen jedoch schwer ist. Durch Selbstbeobachtung wissen die Betroffenen meist am besten, welche Nahrungsmittel bei ihnen die Akne aufblühen lassen – häufig handelt es sich dabei um Schokolade und andere Süßigkeiten. Diese sollte man dann natürlich meiden.

Die an Akne erkrankte Haut ist sehr sensibel. Unnötige Belastungen, Traumen und das Tragen von engsitzenden Sturzhelmen sollte man möglichst umgehen. Bei der Wahl der Kosmetika müssen strenge Maßstäbe gelten – wichtig ist eine »fettfreie Kosmetik«.

Weil auf noch unbekannte Weise Streß sich auf die Akne auswirkt, sind Ruhephasen während des Berufsalltags und am Wochenende, die die Möglichkeit bieten, sich wenigstens kurzzeitig zu entspannen, für ein Zurückgehen der Akne von Vorteil.

Die Behandlung der Akne ist vielschichtig wie ihre Entstehung. Gegen jeden einzelnen Schritt, mit dem sie sich weiterentwickelt, läßt sich eine therapeutische Maßnahme einleiten. Man kann das Verstopfen der Ausführungsgänge hemmen, die Talgsekretion zu bremsen versuchen und vor allem die Entzündung verhindern beziehungsweise heilen. Mehrere Wirkstoffe stehen zur Verfügung: Vitamin $A_1$, Schwefel und Salizylsäure, das reizend wirkende und bei Erhitzen explosionsgefährliche Benzoylperoxid und antibiotische Substanzen.

### *Vitamin $A_1$*

Dieses Vitamin hat eine außerordentlich starke Fähigkeit, bereits gebildete Komedonen zu lösen. Es greift dabei direkt am Talgdrüsenverschluß an, normalisiert die Verdickung der Haut in den Ausführungsgängen, die die Verstopfung und die Akne bedingt, und der Talg kann auf die Hautoberfläche entweichen. Das Vitamin $A_1$ stößt die Auskleidung der Talgdrüsenausführungsgänge ab und hilft dadurch, die verschlossenen Ausführungsgänge zu öffnen.

Hormone und Vitamine wirken dosisabhängig; die einfache Überlegung »je mehr, desto besser« wäre zu simpel. Das Vitamin $A_1$ bedarf, wie die Hormone, einer genauen Dosierung, einen Anteil von 0,025 Prozent in der Creme oder von 0,01 Prozent im Gel sollte man nicht überschreiten. Vor dem Auftragen möge die Haut nicht allzu bemüht werden, selbst das Waschen stellt eine Strapaze dar. Zwanzig bis dreißig Minuten vor einer Behandlung mit Vitamin $A_1$ muß die Haut völlig ruhig bleiben.

Lokal aufgetragenes Vitamin $A_1$ verringert, wie schon erwähnt, die Dicke der Hornhaut, die den Schutz gegen das Sonnenlicht darstellt. Deshalb empfiehlt es sich, das Sonnenlicht während einer derartigen Aknebehandlung zu meiden beziehungsweise eine starke Sonnenschutzcreme zu verwenden.

Das Vitamin $A_1$ kann die Wirksamkeit anderer Medikamente unterstützen, die ebenfalls zur Heilung der Akne eingesetzt werden. So gelingt es zum Beispiel bestimmten Antibiotika, die man auf die Haut aufgebracht hat, durch eine vorangegangene Ausdünnung der Hornschicht leichter, die Haut zu durchdringen. Mit einem anderen Medikament gegen Akne, dem erwähnten Benzoylperoxid, darf man das Vitamin $A_1$ jedoch nicht gemeinsam verordnen. Vitamin $A_1$ verträgt sich mit anderen Schälmitteln nicht, weil es den gleichen Effekt hat und die Haut durch dieses Übermaß irritieren würde.

## *Schwefel und Salizylsäure*

Neben dem Vitamin $A_1$ normalisieren zahlreiche andere keratolytische (die Hornhaut auflösende) Medikamente die verdickten obersten Zellschichten. Ein solches Element ist der Schwefel. Er schält die Verhornungen ab und legt so die Ausführungsgänge der Talgdrüsen frei. Seine Wirkung ist allerdings nicht unumstritten.

Auch die entzündungshemmende Salizylsäure läßt sich bei Akne einsetzen, denn auch sie reduziert die Hornhaut und öffnet die Ausführungsgänge der Talgdrüsen wieder.

### *Benzoylperoxid*

Als weiteres Schälmittel gilt das Benzoylperoxid, das gleichzeitig antibakteriell wirkt und die Aknetherapie dadurch besonders unterstützt. Mit einer Konzentration von zweieinhalb bis zehn Prozent wird es in Lotionen oder Seife eingearbeitet und dient dem äußerlichen Gebrauch. Es besteht kein Hinweis darauf, daß eine Dosiserhöhung die Effektivität steigert, das beste Ergebnis scheint innerhalb des angegebenen Konzentrationsbereiches zu liegen.

Benzoylperoxid irritiert die Haut leicht, ihre Rötung bringt aber auch Vorteile mit sich, denn sie ist Zeichen einer intensiveren Durchblutung. Allerdings sollte man – wegen dieser Belastung der Haut – mit der äußerlichen Verabreichung des Benzoylperoxids vorsichtig sein, eine täglich einmalige Anwendung muß genügen.

## *Antibiotika*

Die in den Talgdrüsen aufgestauten Sekrete werden bald von Bakterien befallen und verursachen so im Gewebe eine Entzündung. Eine antibiotische Therapie ist daher sinnvoll, vor allem wenn man schnell einen Erfolg erzielen möchte. Antibiotika können lokal, aber ebenso oral angewandt werden. Eine Vielzahl von derartigen Medikamenten steht zur Verfügung, etwa mit Substanzen wie das aus einem Strahlenpilz gewonnene *Erythromyzin* oder *Tetrazyklinen.* Tetrazykline stammen ebenfalls von Strahlenpilzen und richten sich als Breitbandantibiotika gegen eine Vielzahl von Bakterien. Bei Tetrazyklinen ist zu bedenken, daß sie nach Auftragen auf die Haut Fluoreszenzerscheinungen hervorrufen können. Das äußerlich anwendbare Erythromyzin eignet sich hingegen für eine Kombination mit Benzoylperoxid.

Der Einfluß von auf die Haut aufzubringenden Antibiotika richtet sich hauptsächlich gegen die Entzündung. Antibiotika verringern die Talgproduktion nicht, ebensowenig entlasten sie die Drüsenausführungsgänge. Erfolg verspricht es, zweimal am Tag eine antibiotisch wirksame Salbe aufzustreichen.

Bewährt hat sich auch eine Kombination mit Zink: Vier Prozent Erythromyzin mit 1,2 Prozent Zink vermengt, führt zu einem raschen Abklingen der Entzündung.

Von den oral einzunehmenden Antibiotika werden die Tetrazykline am häufigsten verordnet. Ein Gramm pro Tag wird in zwei beziehungsweise vier Dosen aufgeteilt. Der Körper nimmt Tetrazykline am besten auf, wenn sie nicht gleichzeitig mit der Nahrung in den Magen gelangen. Es empfiehlt sich daher, das Antibiotikum entweder eine Stunde vor oder zwei Stunden nach einer Mahlzeit zu schlucken.

Manchmal verursachen Tetrazykline Übelkeit und Erbrechen. Ebenso kann eine Störung der vaginalen Flora auftreten. In solchen Fällen sei angeraten, sie durch das oral zuzuführende *Nystatin* in der Dosierung von einer Million internationalen Einheiten zu ersetzen, das man zweimal täglich zu sich nimmt. Der antibiotische Stoff Nystatin wird ebenfalls aus einem Strahlenpilz isoliert.

Auch hier besteht die Gefahr einer Überlagerung: Nimmt eine Frau während einer derartigen Aknetherapie die Antibabypille, so kann es zu einer Unverträglichkeit zwischen den Kontrazeptiva und den Tetrazyklinen kommen, und letztere vermögen die Wirksamkeit der empfängnisverhütenden Substanzen zu verringern. Darüber hinaus stören Tetrazykline die notwendige bakterielle Besiedelung des Darmtrakts und tragen so zu einer Abnahme der zirkulierenden Östrogene bei. Wie schon angedeutet, können Tetrazykline die Haut ebenfalls gegenüber Licht sensibilisieren, ein massiver Sonnenschutz ist während der Behandlung mit Tetrazyklinen daher ratsam.

Als weiteres Antibiotikum gegen Akne wird Minozyklin eingesetzt, ein Derivat des Tetrazyklins, des Grundkörpers der Tetrazykline. Die tägliche Dosis beträgt hundert Milligramm, auf zwei bis drei Raten innerhalb von 24 Stunden aufgeteilt. Im Unterschied zu

Tetrazyklinen ist Minozyklin während einer Mahlzeit einzunehmen, damit der Körper es optimal verwertet. Beachten sollte man aber, daß manche Frauen im Zusammenhang mit Minozyklin dosisabhängig eine scheckige Haut entwickeln, die ein dermatologisches Problem wird.

### *Azelainsäure*

Die Azelainsäure ist eine natürlich vorkommende Kohlenstoffverbindung, die ursprünglich zur Behandlung von Überpigmentierung angewandt wurde und, wie Erfahrungen zeigen, sich auch zur Behandlung der Akne heranziehen läßt. Eine Creme mit fünfzehnprozentigem Azelainsäureanteil trägt man zweimal täglich auf die aknebefallenen Hautareale auf. Die zur Zeit bekannten Ergebnisse geben Grund zu Optimismus. Möglicherweise hemmt die Säure nicht nur die Tätigkeit bestimmter Enzyme, sondern ebenso das Wachstum und die Vermehrung von Bakterien.

### *Isotretinoin*

Der Vollständigkeit halber sei noch das Isotretinoin erwähnt, ein äußerst effektives Medikament für die Aknebehandlung. Allerdings sollte es jenen Fällen vorbehalten bleiben, in denen die Akne auf keine andere Methode anspricht. Isotretinoin eignet sich zwar hervorragend gegen Akne, kann jedoch eine erhöhte

Konzentration von Cholesterin (Hypercholesterinämie) sowie einen Überschuß an Triglyzeriden (Hypertriglyzeridämie) auslösen. Desgleichen wurde das Auftreten von Haarausfall, Übelkeit und Erbrechen beobachtet.

## Behandlung der AKNE

| | |
|---|---|
| 1) Verminderung der Talgdrüsenaktivität | **ANTIANDROGENE** : Oral<br>**ÖSTROGENE** : Oral, lokal |
| 2) Öffnung der Ausführungsgänge | **VITAMIN A** : Lokal<br>**BENZOYLPEROXYD**<br>**SALICYLSÄURE**<br>**SCHWEFEL** |
| 3) Verhinderung der Entzündung | **TETRAZYKLINE**<br>**ERYTHROMYCIN**<br>**ICHTHYOL**<br>**ZINK** |

# 5
# Der Hirsutismus

Wer bei Gelegenheit in London Westminster Abbey betritt, der möge dort eine Heilige besonderer Art aufsuchen, eine portugiesische Prinzessin, die heilige Wilgefortis. Gegen ihren Willen wurde sie genötigt, einen Mann zu ehelichen, den sie nicht liebte. Die Legende berichtet, sie habe zu Gott Tag und Nacht gebetet, er möge sie so unattraktiv machen, daß die geplante Heirat nicht stattfinde. Ihre Bitten wurden erhört, plötzlich begannen ihr Barthaare zu sprießen, und die Hochzeit entfiel. Eine Darstellung in der Westminsterabtei zeigt ihren Hirsutismus, den abnormen Bartwuchs.

Auch in der spanischen Stadt Toledo ist ein eindrucksvolles Bild zu entdecken. Im Museum des Travera-Hospitals findet sich ein Gemälde, das eine Frau mit Vollbart zeigt. Sie stillt gerade ihr Kind, während ihr Mann im Hintergrund die Szene betrachtet. Das Gemälde geht auf ein historisches Ereignis zurück: Eine 36jährige Frau erlitt drei spontane Aborte, unmittelbar nach dem letzten Abort wuchs ihr ein Bart. Trotzdem wurde die Frau noch einmal schwanger – eine Hoffnung, die all jene trösten möge, die ebenfalls Fehlschläge bei der Schwangerschaft hinnehmen mußten.

## *Was ist Hirsutismus?*

Die Körperhaare der Frau lassen sich in zwei Gruppen einteilen: in die von den Geschlechtshormonen abhängigen langen schwarzen Haare des Schambereichs und der Achselhöhlen sowie in die feinen Wollhärchen des übrigen Körpers. Beim Hirsutismus sind diese feinen Härchen in jene schwarzen Haare umgewandelt, die normalerweise nur im Genitalbereich und unter den Achseln wachsen. Betroffen ist vor allem jene Linie, die vom Nabel zum Schambereich zieht und beim Mann auffallend behaart ist. Auch Hals, Brustkorb, Oberlippe und Kiefer weisen das abnorme Haarwachstum manchmal auf, das Haarverteilungsmuster der Frau ähnelt dem des Mannes. Selbst die Beine, besonders die Oberschenkel, können übermäßig stark behaart sein.

Bei der starken Behaarung sind zwei Begriffe voneinander zu trennen, der Hirsutismus und die Hypertrichose. Bei letzterer, die geschlechtsunabhängig ist, tritt die Behaarung am ganzen Körper auf, und meist ist sie die Folge anderer Krankheiten. Der Hirsutismus der Frau äußert sich durch ein vermehrtes Haarwachstum nur dort, wo der Mann normalerweise behaart ist, und hängt mit der Hormonsituation des Organismus zusammen. Dem Haarausfall und der Akne vergleichbar, weist der Hirsutismus auf eine Überaktivität der männlichen Hormone im Körper der Frau hin. Allerdings sind auch hier die Verhältnisse nicht so einfach, denn zweierlei ist möglich. Entweder stellen die Eierstöcke zuviel männliche Hormone her, oder die Haaranlagen der Haut reagieren nur sensibler auf die männlichen Hormone.

Besonders beachtenswert ist beim Hirsutismus die genetische Komponente. Die Anzahl der Haarfollikel und ihre Sensibilität gegenüber den männlichen Botenstoffen scheinen der Vererbung zu unterliegen. Leidet die Mutter an einem zu starken Haarkleid, oder fällt beim Vater eine überstarke Behaarung auf, so begründet dies den Verdacht, daß die Tochter, bei der sich dasselbe zeigt, dies von ihren Eltern übertragen bekam. Man spricht dann vom sogenannten »konstitutionellen Hirsutismus«, der bereits vorgegeben ist.

Männliche Hormone, aber auch Stärkungsmittel (Anabolika), wie man sie früher Sportlern verabreichte, rufen ebenfalls eine stärkere Behaarung hervor. Erhält eine Frau während des Klimakteriums Hormoninjektionen, so ist natürlich abzuklären, ob sich ein männliches Hormon darunter befindet. Denn dies könnte eine weitere Ursache für den Hirsutismus sein.

Die übermäßige Behaarung tritt in verschiedenen Ausprägungen auf, entsprechend ergeben sich drei Schweregrade beziehungsweise Stadien.

*Stadium 1.* Es ist dadurch gekennzeichnet, daß sich vom Genitalbereich zum Nabel eine Haarstraße bildet beziehungsweise daß eine Oberlippenbehaarung auftritt und vermehrt Haare um die Brust wachsen.

*Stadium 2.* Zusätzlich zum ersten Stadium ist das Kinn betroffen, auch die Innenseiten der Oberschenkel weisen vermehrt schwarze Haare auf.

*Stadium 3.* Hierbei handelt es sich um die ausgeprägteste Phase des Hirsutismus. Die Behaarung findet sich auch zwischen den Brüsten, entlang der Wirbelsäule, auf den Schultern und am Gesäß.

Berichtet eine Frau über plötzliche starke Behaarung, so ist eine Hormonuntersuchung schon deshalb sinnvoll, weil dadurch ein Eierstocktumor ausgeschlossen werden kann. Dieser ruft in seltenen Fällen eine abnorme Behaarung hervor, weil männliche Hormone sprunghaft ansteigen.

## *Wann tritt der Hirsutismus bevorzugt auf?*

Die übermäßige Behaarung bildet in bezug auf den Auslöser offenbar das Gegenstück zum Haarausfall. Beide scheinbar gegensätzlichen Phänomene haben gemeinsame Ursachen und gleichen einander hinsichtlich ihres Auftretens. Besonders deutlich wird es einerseits nach der Pubertät und andererseits während der Wechseljahre. Zeigt der Hirsutismus sich in jungen Jahren, so gelten die eben erwähnten Zusammenhänge als Gründe dafür. Entweder ist also die Androgenproduktion der Eierstöcke und der Nebennierenrinde so stark, daß ein Hirsutismus entsteht, oder die Haut reagiert hochsensibel auf die männlichen Hormone.

Anders verhält es sich hingegen in der Menopause. In dieser Lebensphase stellen die Eierstöcke langsam ihre Tätigkeit ein, allerdings nicht abrupt, sondern in Phasen. Zunächst wird kein Gelbkörperhormon mehr produziert, dann verringert sich die Bildung der

Östrogene, und dies führt zu den typischen klimakterischen Beschwerden. Trotz der Unfähigkeit, Östrogene und Gelbkörperhormon zu erzeugen, arbeiten die Eierstöcke in einer Richtung weiter – sie produzieren kontinuierlich männliche Hormone und beenden diese Aktivität erst Jahre nach dem Klimakterium langsam. Deshalb befindet sich die Frau während der Wechseljahre mitunter in einem Zustand, der durch ein Zuviel an männlichen Hormonen charakterisiert ist. Dies liefert eine Erklärung für das Erscheinen des Hirsutismus im Alter.

## *Welche Untersuchungen sind sinnvoll?*

Um den Erfolg einer Hormontherapie einschätzen zu können, ist es hilfreich, bereits vor der Behandlung einen Hormonstatus zu erheben. Dadurch läßt jenes Organ sich identifizieren, das die männlichen Hormone ausschüttet. Bei der Frau können dies die Eierstöcke und die Nebennierenrinde sein. Das Testosteron und das Androstendion sind jene Hormone, die in erster Linie vom Eierstock ausgehen. Das Dehydroepiandrosteronsulfat (DHEAS) wird in der Nebennierenrinde produziert.

Mitunter sind die Eierstöcke hirsuter Frauen etwas verändert, sie weisen zahlreiche kleine Zysten auf – eine Ultraschalluntersuchung oder eine Bestimmung des Hormonstatus gibt darüber Aufschluß.

Da Östrogene die männlichen Hormone in ihrer Wirkung hemmen, ist es ebenfalls hilfreich zu wissen, ob die Eierstöcke der Frau deren wichtigstes Hormon in ausreichendem Maße erzeugt – eine Frage, die vor allem beim klimakterischen Hirsutismus bedeutsam ist.

Und weil die Schilddrüse das Haarwachstum ebenfalls beeinflußt, empfiehlt es sich, ihre Aktivität abzuklären.

Wie schon mehrmals erwähnt, ist die Kenntnis des Hormonspiegels nur ein Hinweis. Die Sensibilität der Haut gegenüber männlichen Hormonen bleibt dadurch unerfaßt.

## *Die medikamentöse Behandlung des Hirsutismus*

Ist eine betroffene Frau übergewichtig, bringt die Normalisierung des Körpergewichts bereits Vorteile mit sich. Eine Verringerung der Körpermasse kann bereits eine Besserung des Hirsutismus bewirken. Die Nebennierenrinde der Frau reagiert sehr empfindlich auf überschüssiges Fett – bei einem Übermaß setzt die Nebennierenrinde hohe Mengen an männlichen Hormonen frei, die ihrerseits eine überstarke Behaarung hervorrufen.

Das schon mehrfach genannte Cyproteronacetat gilt hier ebenfalls als Mittel der Wahl. Drei verschiedene Mechanismen garantieren, daß die überstarke Behaarung beim Einsatz dieser Substanz nachläßt. Einerseits blockiert Cyproteronacetat – ähnlich wie das Spironolacton – die »Rezeptoren« in der Zelle, das Testosteron kann sich nicht festsetzen. Darüber hinaus hemmt es die Umwandlung des Testosterons in seine hochaktive Form, das Dihydrotestosteron. Für dessen Umbau sorgt normalerweise ein Enzym in der Zelle, doch das Cyproteronacetat hindert es daran. Das Testosteron verbleibt in seinem Zustand, nur geringe Mengen werden zu Dihydrotestosteron. Der dritte Grund, warum das Cyproteronacetat den Hirsutismus bekämpft, hängt damit zusammen, daß Cyproteronacetat das Ausschalten und Ausscheiden der Androgene verstärkt. Da die Androgene nicht an ihr Erfolgsorgan ankoppeln können, verbleiben sie im Blut und werden rascher verstoffwechselt.

Die Anwendung kann auf verschiedene Weise erfolgen, die Dosierung legt der Arzt stets gemeinsam mit der Patientin fest, die aufgrund der Behandlungsfortschritte über die optimale Form der Therapie mitbestimmt.

Die geringste Dosis ist in einer Antibabypille enthalten. Zwei Milligramm Cyproteronacetat werden mit 35 mg Äthinylöstradiol kombiniert und 21 Tage lang eingesetzt. Die Dosis des Cyproteronacetats läßt sich auf zehn, fünfzig und hundert Milligramm täglich steigern.

Auch während des Klimakteriums ist das Cyproteronacetat anzuraten. Die Gefahr des ungünstigen Zusammentreffens mit einer Schwangerschaft ist in diesem Lebensabschnitt nicht mehr gegeben, deshalb verzichtet man auf die Gabe eines künstlichen Östrogens und greift auf das natürliche Östrogen zurück.

Eine andere Kombination sieht vor, zwei Milligramm Östradiolderivat mit zwei Milligramm Cyproteronacetat zu vermischen und in Pulverform zu verabreichen. Ebenso können beide Wirkstoffe injiziert werden. Dies ist vor allem dann günstig, wenn der Magen belastet ist oder eine Östrogentablette nicht verträgt.

Weiterhin besteht die Möglichkeit, zehn Milligramm Östradiolderivat in Form einer Injektion zu applizieren und fünfzig bis hundert Milligramm Cyproteronacetat zusätzlich einzunehmen.

Als zweites Mittel der Wahl bei Hirsutismus hat Spironolacton sich bewährt. Ähnlich wie bei Akne und Alopezie liegen die Dosierungsmöglichkeiten zwischen fünfzig und zweihundert Milligramm, in Tablettenform dargereicht. Unter Umständen bietet sich eine Kombination mit Cyproteronacetat an. Ein solches Medikament verringert die Haardichte und die durchschnittliche Haardicke. Obwohl das Spironolacton auch in die Produktion der männlichen Hormone eingreift, bezieht seine Haupttätigkeit sich auf die Haut. Dort besetzt es einerseits die für die Androgene reservierten Plätze, andererseits unterbindet es, gleich dem Cyproteronacetat, die Weiterentwicklung des Testosterons zu Dihydrotestosteron. Aus diesem Grund bietet man diese Substanz der Haut nicht nur über die Blutbahn an, sondern trägt sie auch äußerlich als Salbe auf. Ein Gramm Spironolacton wird in Salbengrundlage eingearbeitet und die Salbe zweimal täglich auf die entsprechenden Hautstellen gestrichen. Die überschüssigen Haare fallen dadurch zwar nicht aus, doch verringert der Wirkstoff ihr Wachstum. Entfernt man das unerwünschte Haarkleid auf mechanische Weise, so lohnt es sich, anschließend die Salbe zu verwenden. Sie verlängert die Intervalle zwischen den einzelnen Enthaarungen, denn die Wachstumsgeschwindigkeit nimmt ab. Möglicherweise läßt dies sich darauf zurückführen, daß das Spironolacton die männlichen Hormone selbst bei äußerlicher Anwendung von ihren Plätzen zu verdrängen vermag.

## *Das nichtmedikamentöse Entfernen unerwünschter Haare*

Ergänzend zur medikamentösen Therapie oder gegebenenfalls als alleinige Maßnahme legen ästhetische

**Rezept einer Salbe, die das hormonell bedingte Haarwachstum verlangsamen kann**

| | |
|---|---|
| Kalium canrenoat<br>(z. B. 5 Fl. Spironolacton-ratiopharm 200) | 1,0 |
| Aqua dest. | q. s. |
| Acid. lactic. | 1,0 |
| Neribas-Creme 10 P à 30 g | 30,0 |
| M. F. crem. | |

*Nach: B. Runnebaum und T. Rabe: Gynäkologische Endokrinologie. Springer Verlag, Heidelberg 1987.*

Gesichtspunkte meist mechanische oder chemische Methoden nahe, um die Haare von außen her nicht sichtbar werden zu lassen. Das Auflösen der Haare mit Hilfe geeigneter Präparate, das Rasieren, Harzen und die Elektroepilation zählen dazu. – Bereits die Ägypter kannten die Möglichkeit, sich mit Hilfe von Harz ungeliebter Haare zu entledigen, vielleicht wurde der Königin Kleopatra deshalb ein Hirsutismus angedichtet.

### *Chemische Enthaarung*

Haarauflösende Mittel bietet der Handel in Form einer Epilationscreme, eines Sprays oder einer Lotion. Cremes werden als dicke Schicht auf die Haut aufgetragen. Nach etwa zehn Minuten, wenn die Haare sich zu kräuseln beginnen, entfernt man die aufgetragene Creme und mit ihr die Haarreste.

Verbreitet sind Depilationspräparate, die drei bis vier Prozent Thioglykolsäure in stark alkalischer Lösung enthalten. (Dieselbe Schwefelverbindung wird bei der Dauerwelle eingesetzt, allerdings in weniger hoch alkalisch eingestelltem Milieu, daher zerstört sie das Haar dort nicht.) Die chemische Zersetzung des Haars ist erst ab einem bestimmten pH-Wert möglich, je höher dieser liegt, desto rascher beginnt die haarauflösende Wirkung. In der Regel wählt man ihn zwischen zehn und zwölfeinhalb.

Nach dem Einwirken des Enthaarungsmittels lassen die Haare sich leicht mit einem Spatel abschaben oder mit Wasser abspülen. In jedem Fall sollte man die Haut anschließend gründlich mit kaltem oder lauwarmem Wasser reinigen, dem ein paar Tropfen Zitronensaft beigefügt sind. Da das Enthaarungsmittel das Haarkeratin schädigt und dieses dem Hautkeratin verwandt ist, wird auch die Haut angegriffen. Daher empfiehlt es sich, sie nach dieser Prozedur sorgfältig – mit einer unparfümierten Creme und Wundpuder oder Kinderpuder – zu pflegen, um sie zu beruhigen. Vorzugsweise erfolgt die Anwendung abends, damit die strapazierte Haut sich während der Nacht erholen kann.

Leider ist die Wiederholung dieser Art der Enthaarung alle zwei Wochen nötig, da nur der obere Haaranteil beseitigt wird.

### *Rasieren*

Dies ist eine einfache und nicht sehr aufwendige Methode, deren Ergebnis jedoch ebenfalls in kurzen Abständen erneuerungsbedürftig ist.

### *Harzen*

Das Auftragen von Epilierwachs wird auch »Harzen« genannt. Enthaarungswachs wird in halbflüssigem Zustand auf die Haut gestrichen, oder man preßt bereits fertige, mit Wachs beschichtete Bänder auf die betreffenden Hautareale. Nach einiger Zeit zieht man das

Wachs ruckartig ab, es soll die daran klebenden Haare mitreißen. Dieser Vorgang ist wesentlich schmerzhafter als die chemische Enthaarung. Da die Haare mitsamt ihrer Wurzel entfernt werden, dauert es länger, bis sie sichtbar nachwachsen.

### *Elektroepilation*

Bei exakter Durchführung tötet sie die Haarwurzel ab, die Haare wachsen nicht mehr nach, in diesem Areal ist die Haut von den lästigen Haaren befreit. Die Methode ist nicht ganz einfach. Eine dünne Nadel wird vorsichtig am Haar entlang bis zur Haarwurzel in den Haarfollikel geschoben, den ein Hochfrequenzstrom anschließend zerstört. Eine sachgemäße Handhabung erkennt man daran, daß das Haar sich völlig mühelos mit einer Pinzette aus dem Follikel herausziehen läßt.

Die Elektroepilation ist schmerzhaft, aufwendig,

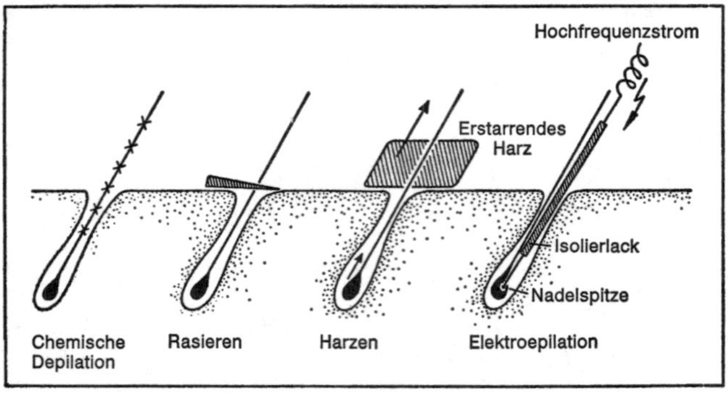


*Möglichkeiten der Haarentfernung (nach W. Raab, Pflegekosmetik)*

zeitintensiv, aber sehr wirkungsvoll. Wird die Nadel richtig entlang der Haare in die Haut eingebracht, bleiben keine Narben zurück. Liegt die Nadel jedoch falsch, so irritiert dies die Haut, und sie vernarbt.

# 6
# Die Cellulite

Diese bei Frauen durch Anreicherung von Fettgewebe entstehende Reliefbildung im Bereich der Oberschenkel und des Gesäßes besitzt sogar eine gewisse kulturhistorische Tradition. Durch die langen Röcke und das sittsame Verbergen der weiblichen Oberschenkel und des Gesäßes blieb sie den Blicken der Umwelt über Jahrhunderte entzogen. Andererseits läßt sie sich bei dem flämischen Maler PETER PAUL RUBENS schon ganz genau studieren, der den sogenannten »östrogenbetonten« weiblichen Körper präsentierte. Beim »Urteil des Paris« kann man am Oberschenkel der mittleren Figur jenes »Matratzenphänomen« erkennen, das die Mediziner späterer Jahrhunderte als »Zellulitis« bezeichneten. Die damalige Zeit sah darin hingegen nichts Schlechtes. Die »Orangenhaut« war für die Kunst ein Kennzeichen der Frau und signalisierte so das weibliche Geschlecht. Obwohl die Einteilung der nackten Frauengestalten in einen »Östrogentyp«, den Rubens darstellt, und in einen »Progesterontyp«, der durch LUCAS CRANACH D. Ä. repräsentiert wird, sich als zu oberflächlich und nicht richtig erwies, ist die Assoziation zwischen Östrogenen und Cellulite – wie sie korrekt heißt – nicht ohne Hintergrund. Die Cellulite ist ein typisch weibliches Phänomen, es tritt bei Männern nicht auf, es sei denn, ein Mann wird kastriert. Auch das unterstützte schon lange den Verdacht, daß Cellulite mit den Geschlechtshormonen in Verbindung stehen müsse.

Die Cellulite ist weder auf einen Erdteil beschränkt noch als »Kulturkrankheit« einzustufen. Sie kommt in China ebenso vor wie in Rußland und Japan.

In den westlichen Industriestaaten hat jede zweite Frau Probleme mit ihrer Figur, vor allem mit der unebenen, hügeligen Hautoberfläche, die an die Schale einer Orange erinnert. Seit Jahrzehnten trägt diese Veränderung eine falsche Bezeichnung, nämlich »Zellulitis«. Gemäß der medizinischen Nomenklatur deutet der Name – wie immer, wenn die Silbe »-itis« an ein Wort angehängt wird – auf eine Entzündung hin. Zu Beginn unseres Jahrhunderts meinte man, die Hautveränderung müßte etwas mit dem Rheuma zu tun haben, und nannte die Matratzenhaut deshalb »Zellulitis«. Mit einer Entzündung hat sie allerdings nichts zu tun. Denn die Haut ist weder gerötet, noch schmerzt sie, noch findet man jene körpereigenen zellulären Soldaten, die überall dort auf den Plan treten, wo ein Körperbereich sich entzündet. Daher mußte man den Namen ändern und spricht statt von einer »Zellulitis« von einer »Cellulite«. Die Bezeichnung ist also entschärft und weist keineswegs auf eine Krankheit hin. Sie erinnert nur an einen jener Unterschiede, die zwischen dem weiblichen und dem männlichen Geschlecht bestehen – diesmal auf die Hautstruktur bezogen.

## Wann und wie erscheint die Cellulite?

Die ersten Anzeichen der Cellulite entdeckt die betroffene Frau in den meisten Fällen an der äußeren Seite der Oberschenkel. Kleine Schatten und Hautunebenheiten werden vor allem dann sichtbar, wenn man die Muskeln zusammenzieht, auf einen harten Sessel zu sitzen kommt, oder wenn scharfes Seitenlicht die Konturen der Haut multipliziert. Bemerkt man das, so hat die Cellulite schon Einzug gehalten, man befindet sich bereits im zweiten Stadium: Für die Vorbeugung ist es dann meist schon zu spät. Die erste Phase der Fettgewebeeinlagerung offenbart ein Test. Faßt man ein Hautareal zwischen zwei Finger und preßt es zusammen, so wirft die Haut sich dabei plötzlich in orangenähnliche Struktur. Ohne Druck bleibt diese noch verborgen, durch den »Kneiftest« kann man das Herannahen des Prozesses jedoch erahnen und vorsorglich feststellen.

Das dritte Stadium ist das ausgeprägteste: Die Hautunebenheiten sind, unabhängig vom Lichteinfall, dauernd sichtbar, beim Stehen, Sitzen oder Liegen. Die Cellulite läßt sich nicht mehr leugnen.

### *Die bevorzugten Körperstellen*

Die Hautveränderung bevorzugt jene Teile des Körpers, die etwa eine Reithose bedeckt: das Gesäß, die Oberschenkel, in seltenen Fällen noch die Knie – die obere und untere Region der Kniescheibe, vor allem aber die innere Seite. An den Unterschenkeln und an anderen Körperpartien, wie an den Schultern und den Armen, kommt sie nur sehr vereinzelt vor.

## *Ursachen der Cellulite*

### *Die Entschlackungstheorie*

Nicht ganz zu Unrecht vergleicht man den Körper mit einer großen Fabrik, die ständig den Nachschub von Rohstoffen benötigt, andererseits jedoch entsorgt werden muß. Treten dabei Probleme auf, gerät das Produktionsgleichgewicht ins Wanken, und die Müllberge stören den normalen Ablauf. So grundsätzlich richtig dieser Vergleich ist, so oft wurde er in unangebrachter Weise für verschiedenste Erkrankungen bemüht, die man ursächlich nicht genau zuordnen kann, ebenso für die Cellulite. Als Müllabfuhrsystem des Körpers betrachtete man die Lymphbahnen. Sind diese verstopft, so ist die Entsorgung von Stoffwechselschlakken, die sich in den Fettzellen ablagern und die Zellen aufblähen, nicht mehr gewährleistet. Dementsprechend propagierte man Strategien wie Massagen und Gymnastik, die den Lymphfluß angeblich verbessern und damit die Fettzellen entsorgen sollten. *Massagen* und *Gymnastik* haben stets ihr Gutes. Ob sie im Rahmen dieser »Entsorgungstheorie« allerdings nützen, bleibt dahingestellt. Es bedeutet sicher keinen Nachteil, die wichtigen Muskelgruppen in den Beinen zu aktivieren, die Beine auszustrecken, die Knie durchzudrücken und die Beine abwechselnd wieder anzuziehen und wegzustrecken. Das Wippen ist ebenfalls leicht durchzuführen, man wippt von einem Fuß auf den anderen, indem man das Gewicht verlagert. Zu den einfachen Mitteln zählen auch das Radfahren auf dem Rücken, Kniebeugen und das Treppensteigen, statt den Aufzug zu nehmen. Als zusätzliche Maßnahme ist die Gymnastik vorteilhaft, an der Ursache für die Cellulite greift sie jedoch nicht an.

Um den Lymphfluß auf Hochtouren zu bringen, stehen neben der Gymnastik und der Massage zahlreiche *operative Maßnahmen* bereit, für die in erster Linie das gilt, was für jede medizinische Intervention Gesetz ist: Sie dürfen nicht schaden. Ob sie gezielt gegen die Cellulite einsetzbar sind, bleibt fraglich. Einen allgemein kosmetischen durchblutungsfördernden Effekt kann man ihnen jedoch zweifellos nicht absprechen.

Die *Tiefenwärmebehandlung* zählt zu den Methoden, die auch gegen die Cellulite angeboten werden. Heizstäbe strahlen auf die Haut eine Temperatur von vierzig Grad und mehr ab, die den Stoffwechsel aktiviert und den Zellmüll daher in verstärktem Maße abtransportieren soll.

In gleicher Weise zieht man die Lasertechnologie dafür heran. »Laser« scheint das Synonym für »High-Technology« zu sein und symbolisiert für viele Zeitgenossen den technischen Fortschritt unserer Zivilisation. Ob er in der Kosmetik das hält, was er verspricht, muß er erst beweisen. Die *Laserakupunktur* bedient sich desselben Prinzips wie die Tiefenwärmebehandlung – Stoffwechsel und Lymphfluß sollen angeregt werden.

Wahrscheinlich bedarf es dafür aber nicht unbedingt des Lasers, denn die *Reizstrombehandlung* zeigt ein ähnliches Ergebnis. Sie fördert die Durchblutung der Haut, eine Heilung der Cellulite kann sie ebensowenig bewirken.

Auf den Lymphabfluß und eine verbesserte Durchblutung zielt ebenfalls ein Großteil der *Anticellulitepräparate* ab. Im allgemeinen wirken sie aufgrund durchblutungsfördernder Inhaltsstoffe, die zugleich den Lymphabfluß verstärken.

So wird etwa das Histamin empfohlen, eine bei Entzündungen, Verbrennungen und Allergien auftretende Substanz, die eine Rötung der Haut hervorruft, also die Durchblutung steigert. Ähnlich verhält es sich mit Säureanteilen, ätherischen Ölen und Milchextrakten, die die Haut und die darunter liegenden Blutgefäße erweitern. Die Durchblutung erhöht sich noch, wenn die Präparate unter Verwendung von Handschuhen aus Sisal oder Kunststoff mit Massagewirkung aufgetragen werden.

Mit dem eigentlichen Celluliteproblem haben diese durchblutungssteigernden Maßnahmen nur wenig gemein. Dasselbe gilt für pflanzliche Wirkstoffkomplexe, die nur die Durchblutung und den Stoffwechsel der Haut beeinflussen, ohne an der Wurzel der Cellulite anzusetzen. Extrakte aus Efeu, Arnika oder Ringelblumen sind für die sogenannte »Entschlackung« der Haut vorgesehen.

Die radikalste aller Methoden ist zweifellos das Absaugen des Fetts. Sie reduziert zwar die Gesamtmasse, die Architektur der Fettgruppen bleibt jedoch erhalten und damit auch die Cellulite.

### *Die Ernährungstheorie*

Es besteht keinerlei Zweifel daran, daß eine Frau um so mehr zur Cellulite neigt, je mehr Fettgewebe sie aufweist. Dennoch findet man das Matratzenphänomen selbst bei schlanken und nicht fettleibigen Frauen, daher scheidet die Übergewichtigkeit als Hauptgrund aus. Übermäßiger Fettansatz fördert diese »Erkrankung« nur, so daß eine Gewichtsabnahme die Orangenhaut zwar verbessert, doch nicht ganz beseitigt. Übergewicht löst die Cellulite nicht aus, verstärkt sie aber. Aus dieser Perspektive ist eine Normalisierung des Körpergewichts, meist bedeutet es eine Gewichtsreduktion, empfehlenswert.

Gewichtsabnahme und Verbessern der Situation in bezug auf Fettpolster gestalten sich mit zunehmendem Alter schwieriger. Bereits in der Kindheit wird die Zahl der Fettzellen festgelegt, die sich je nach Ernährung mehr oder weniger füllen. Bei Abmagerungskuren verlieren die einzelnen Fettzellen zwar an Inhalt, die Gesamtanzahl bleibt jedoch gleich. Dies trägt die »Tendenz zum Rückfall« in sich – nach Absetzen der Diät füllen sich die noch vorhandenen Fettzellen erneut. Das unterstreicht die wichtige Empfehlung, bereits von Kindheit an Übergewicht zu vermeiden.

Leidet eine junge Frau dennoch an zuviel Gewicht,

so steht ihr noch eine zweite Altersgrenze bevor, der vierzigste Geburtstag. Bis zu dieser Zeit möge sie sich bemühen, das Idealgewicht zu erreichen, denn nur bis dahin ist die Lederhaut elastisch genug, um sich nach dem Abnehmen zu kontrahieren, ohne die gefürchteten Falten zu hinterlassen. In späteren Jahren büßen die elastischen Fasern ihre Fähigkeit ein, sich zusammenzuziehen, deshalb bleibt der Hautmantel nach der Gewichtsabnahme zu weit, und die Orangenhaut verstärkt sich sogar.

Ähnlich wie mit der Gymnastik verhält es sich mit der Diät. Eine rohkostreiche und fettarme Ernährung empfiehlt sich aus verschiedenen Gründen, sie mag sich ebenfalls auf die Cellulite positiv auswirken, heilt diese aber nicht. Vor allem dem Verzicht auf tierische Fette kommt auch bei diesem kosmetischen Problem besonderer Stellenwert zu.

## *Die Vererbungstheorie*

Für die Cellulite gilt derselbe Satz, der bei vielen anderen Anlässen dient: »Wie die Mutter, so die Tochter.« Es ist nicht zu leugnen, daß es körperliche und geistige Eigenschaften gibt, die sich von Generation zu Generation weitervererben, nicht zwingend, aber doch mit einer gewissen Gesetzmäßigkeit. Dies betrifft weniger die »gute Küche«, die manchmal von der Mutter auf die Tochter weitergegeben wird und eine kalorienreiche Produzentin von Gewicht und Cellulite sein kann. Vererbt wird vielmehr der Konstitutionstyp und damit die Wahrscheinlichkeit, Cellulite zu bekommen. Die Struktur des Bindegewebes, die Dicke der Lederhaut, die Elastizität des kollagenen Hautskeletts unterliegen der genetischen Veranlagung. Ähnliche Beispiele kennt man aus anderen Bereichen, so etwa die Knochenerweichung der Osteoporose. Frauen, deren Mütter daran erkrankten, sind in einem besonderen Maße vorbelastet, eines Tages selbst an der Knochenschwäche zu leiden. Insofern ist die Haut dem Knochen vergleichbar, sie unterliegt ebenso dem Gesetz der Vererbung, wie sich mitunter am Problemkreis Cellulite zeigt.

### *Die Hormontheorie*

Wie schon gesagt, sind nahezu ausschließlich Frauen von der Cellulite betroffen. Das Matratzenphänomen tritt bevorzugt in jenen Lebensabschnitten auf, in denen die Geschlechtshormone eine besondere Rolle übernehmen. Dies geschieht während der Pubertät, wenn die Eierstöcke der Frau zu arbeiten beginnen und noch nicht so eingespielt sind, daß sie ein normales Hormonprofil hervorbringen. Während der Schwangerschaft, die mitunter Megadosen von Geschlechtshormonen bereitstellt, um die vielfältigen Aufgaben der Reproduktion zu garantieren, bemerkt man es gleichfalls. Diese Höchstdosen können sogar Haut- und Bindegewebsveränderungen hervorrufen. Und schließlich fällt es in der Prämenopause auf und während des Klimakteriums selbst. Dieser Lebensabschnitt ist in besonderem Maße von Hormonschwankungen gekennzeichnet, die Frau verspürt es an zahlreichen anderen Symptomen, sie leidet und mit ihr mitunter auch die Haut.

Während dieser drei Lebensphasen beobachten Frauen bisweilen ein rasches Zunehmen des Matratzenphänomens, die Orangenhaut entwickelt sich gleichsam schubweise. Dies erhärtet die Vermutung, daß die Hormone doch daran beteiligt sind.

Eine Betrachtung der Hautveränderungen unter dem Mikroskop bestätigt den hormonellen Einfluß. Sie gibt Aufschluß über das Phänomen und über die Wirkung der Hormone. Von den drei bereits erwähnten Hautschichten hat die Unterhaut, die zum größten Teil aus Fettzellen besteht, besondere Bedeutung für die Cellulite. Diese sind nicht wahllos verstreut, sondern in Gruppen, in Logen, zusammengefaßt, spinnwebendünne Fasern im Bindegewebe trennen sie voneinander. Diese Gruppen lassen sich am anschaulichsten mit kleinen Säcken vergleichen, in die der Körper das Fett stopft. Der Sack entspricht dem Bindegewebe, das die Fettzellenanhäufungen umgibt, und das Innere den Fettzellen. Der Unterschied zwischen Mann und Frau liegt – und das ist für die Cellulite wesentlich – in den Fettsäcken selbst. Während die Fettzellen bei der Frau tatsächlich in solche rundlichen Behälter eingelagert werden, sind diese beim Mann durch gleichsam kreuz und quer im Sack verlaufende Seile stabilisiert. Dieses innere Gerüst fehlt dem weiblichen Fettgewebe, nur die äußere Hülle des Sacks gibt ihm Halt. Die Folge der unterschiedlichen

Bauweise ist beträchtlich: Drückt man die Haut der Frau zwischen zwei Fingern zusammen, so wird das Unterhautfettgewebe durch Hornhaut und Lederhaut hindurch an der Oberfläche erkennbar, die Rundungen der einzelnen Fettsäcke bilden sich durch die mittlere und obere Hautschicht hindurch ab. Damit zeichnet sich die Cellulite ab. Beim Mann verhindern dies, wie gesagt, die Verstrebungen innerhalb des Fettgewebes. Der Druck auf die Haut kann die einzelnen Fettlogen nicht entrunden, daher präsentieren sich an der Oberhaut keine Hautunebenheiten, die Haut bleibt selbst unter Druck glatt.

Die weibliche und die männliche Unterhaut haben demnach eine unterschiedliche Architektur, die bei der Frau letztlich die Ursache für das Entstehen des Matratzenphänomens darstellt.

Nun könnte dieser geschlechtsspezifische Unterschied ja bei der Geburt bereits so angelegt sein, daß die Hormone daran nichts mehr wesentlich ändern. Was also beweist, fragt der kritische Leser berechtigtermaßen, daß die Geschlechtshormone in späteren Jahren in der Haut eine Cellulite bewirken und eine entsprechende Behandlung gerechtfertigt ist?

Zahlreiche Beobachtungen kann man dafür heranziehen. Der im Unterleib der Frau heranwachsende Embryo wird mit einer großen Menge an Fettgewebe beschenkt. Dieses dient ihm während der ersten Lebenstage unter anderem als Reservoir für die notwendige Energie. In diesem frühkindlichen Leben zeigen die Fettgruppen ebenfalls eine besondere Architektur, nämlich die des Fettgewebes der Frau. Männlichen und weiblichen Feten ist jenes einfache Fettsackmuster gemeinsam, das man später bei der erwachsenen Frau wiederfindet. Im siebten Schwangerschaftsmonat beginnt der männliche Fetus die Struktur seiner Haut zu verändern. Die Verstrebungen im Unterhautfettgewebe treten hinzu, die für die tiefste Hautschicht des männlichen Geschlechts charakteristisch sind. Dieser architektonische Umbau setzt im selben Moment ein, in dem die Hoden größere Mengen von männlichen Hormonen herzustellen anfangen. Dies ereignet sich gleichfalls im siebten Monat. Die Koinzidenz ist ein sehr früher Hinweis auf die Abhängigkeit des Fettgewebes von den Hormonen.

Die Natur liefert aber noch einen anderen Beweis. Manche Knaben tragen ein weibliches Chromosom in sich und entwickeln deshalb nicht immer Hoden. Es handelt sich dabei um das sogenannte »Klinefelter-

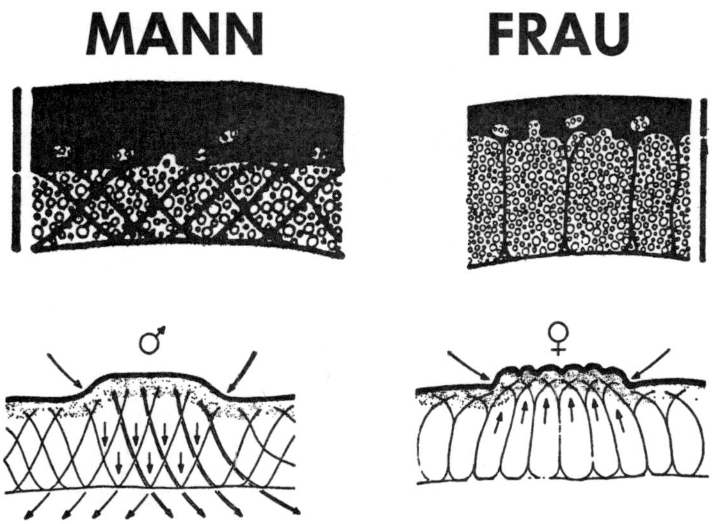

Syndrom«. Bilden sich bei Männern mit diesem Mangel dennoch Hoden und männliche Geschlechtshormone, so ordnet sich das Fettgewebe wie bei jedem anderen Mann an. Fehlen den Männern allerdings – und dies kommt mitunter vor – die männliche Keimdrüse und damit auch die männlichen Hormone, so bleibt das Unterhautfettgewebe wie das einer Frau.

Wenn diese für die Cellulite bedeutsame Fettgewebestruktur tatsächlich von männlichen Botenstoffen abhängt, so wäre interessant zu beobachten, was mit dem Fettgewebe geschieht, wenn eine Kastration oder ein Ausschalten der männlichen Hormone stattfindet. Auch das zeigt die Natur. Männer, die kastriert werden, ereilt bald darauf jenes Matratzenphänomen, das man normalerweise nur bei der weiblichen Bevölkerung findet. Dieselbe Erscheinung ruft die Behandlung mit einem antiandrogenen Hormon hervor, das die männlichen Hormone gezielt unterdrückt. Dies überzeugt davon, daß die Hautstruktur der Oberschenkel-Gesäß-Region nicht genetisch, sondern hormonell gesteuert wird. Fallen bei einem Mann die männlichen Hormone weg, so treten weitere Umgestaltungen auf, die ja bekannt sind: Die Brust beginnt größer zu werden, die Behaarung verschwindet und die Fettpolsterverteilung im Körper ändert sich – der eunuchoide Körper entsteht.

Nicht nur Brüste, Fettgewebe und Haare sind von den Geschlechtshormonen beeinflußt, sondern – das steht seit langem fest – auch die Struktur des Unterhautfettgewebes. Wissenschaftliche Messungen des

Hormonspiegels bei Patienten mit den genannten Defiziten ergaben niedrige Werte für die männlichen Botenstoffe. Die biochemischen Parameter deuten daher auf eine strenge Parallelität zwischen dem Auftreten der Cellulite und geringen Androgenwerten hin. Bei männlichen Patienten, die an einem Prostatakarzinom litten und deshalb mit einem weiblichen Hormon behandelt wurden, trat das Matratzenphänomen ebenfalls auf.

Der Zusammenhang zwischen männlichen Hormonen und Cellulite scheint daher gesichert, ferner legen die erwähnten Erfahrungen nahe, daß die Geschlechtshormone selbst im Erwachsenenalter noch die Unterhautstruktur mitbeeinflussen können. Für die Schönheit der Frau sind nicht nur die Östrogene und das Gelbkörperhormon verantwortlich. Die Eierstöcke der Frau sind ja, wie schon mehrmals gesagt, dazu befähigt, männliche Hormone zu bilden, die auf Knochen und Haut eine nicht zu unterschätzende Wirkung ausüben. Für die Architektur des Fettgewebes scheint das Gleichgewicht zwischen männlichen und weiblichen Hormonen ausschlaggebend zu sein.

Allerdings läßt das einfache Messen des Anteils an männlichen Hormonen im Blut keineswegs auf ein mögliches Celluliterisiko schließen, die diesbezüglichen Zusammenhänge sind dafür zu kompliziert. Es vorherzusagen gelingt schon deshalb nicht, weil aus dem Fettgewebe selbst Hormone hervorgehen: Es ist also in der Lage, aus den männlichen Hormonen der Nebennierenrinde Östrogene zu produzieren. Überdies verteilen die Geschlechtshormone sich im Fettgewebe anders als im peripheren Blut. Die Fähigkeit des Fettgewebes, aus den östrogenen Hormonen männliche Wirkstoffe hervorzubringen, ist von Individuum zu Individuum verschieden stark ausgeprägt, und entsprechend variabel ist die Anfälligkeit für Cellulite.

Im Klimakterium ist noch etwas zu beobachten, das das klinische Bild der Cellulite verstärkt: die Abnahme der Kollagene in der mittleren Hautschicht. Wie bereits dargelegt, besteht die Haut aus drei verschiedenen Schichten, in deren innerster die Ansatzmöglichkeit für die Cellulite gegeben ist. Dort entstehen die Fettansammlungen, die sich durch Mittelhaut und Oberhaut durchzeichnen. Besitzt die mittlere Schicht der Haut genügend Kollagene, gelingt es den Fettzellgruppen nur schwer, ihr Profil durch die mittlere Hautschicht zu drücken. Während der Jugend ist das Skelett unserer Haut, die Kollagenfasern, stark genug, das zu verhindern. Verliert die Haut aufgrund eines Östrogenmangels ihre mittlere Schutzschicht und fallen die dort liegenden Kollagene in sich zusammen, so sieht die Haut in ihrer Gesamtheit dünner aus, die tiefste Schicht kann sich gleichsam durchpausen. Dieser Umstand tritt erschwerend hinzu und verstärkt das klinische Bild der Cellulite.

Die Hormonsituation der Frau in den Wechseljahren ist manchmal paradox: Die Eierstöcke beenden langsam ihre Aktivität und produzieren weniger Östrogene, die Androgensynthese setzen sie jedoch fort. Dazu kommen noch die männlichen Hormone, welche die Nebennierenrinde liefert. Das kann dazu führen, daß der Androgenspiegel nun höher ist als vor der Menopause. Besitzt eine Frau reichlich Fettgewebe, so verfügt sie damit über ein Instrument, mit dem männliche Hormone zu Östrogenen umgewandelt werden.

So kann es geschehen, daß Frauen, die sich im Klimakterium befinden, ein Zuviel an männlichen und, vor allem in den lokalen Regionen des Fettgewebes, einen Überschuß an östrogenen Hormonen aufweisen. Diese weiblichen Hormone regen das Fettgewebe an, sich in Richtung der Cellulite zu entwickeln, da die Logen des Unterhautfettgewebes durch Östrogene parallel angeordnet werden.

## *Die Hormonbehandlung der Cellulite*

Die Wechselwirkung zwischen Unterhautfettgewebe und männlichen Hormonen und besonders der Einfluß, den Androgene auf die Haut ausüben, lassen eine ausgleichende hormonelle Behandlung als sinnvoll erscheinen. Ihre Aufgabe im Falle der Cellulite bestünde darin, den Anteil der weiblichen Hormone in der Fettschicht zu verringern, jenen der männlichen hingegen zu steigern. Letzteres kann in Form von Salben äußerlich oder von Injektionen unmittelbar unter die Haut erfolgen.

Androgensalben sind in der Gynäkologie bei einem anderen Krankheitsbild in Verwendung, nämlich bei der dünnen schmerzenden Haut der Schamregion. Bedingt durch einen Verlust der Hautdicke kann die

Haut dort im Alter oft heftig und sehr unangenehm jucken. Seit langem hilft man sich bei diesem Symptom mit Testosteron. Eine Salbe mit drei Prozent Testosteron wird auf die Haut des Schambereichs aufgetragen. Sie lindert nicht nur den Schmerz, sondern sorgt vor allem dafür, daß die Hautdicke zunimmt. Dies beweist einmal mehr, daß man dem Körper bestimmte Stoffe auch über die Haut anbieten kann und diese die tieferen Hautschichten erreichen, obwohl man sie nur oberflächlich auf der Haut verstreicht.

Das Injizieren eines männlichen Hormons in die Haut ist ebenfalls eine Möglichkeit, den Androgengehalt der Haut zu erhöhen. Um unerwünschten kosmetischen Folgen vorzubeugen, sind einige Gegebenheiten zu berücksichtigen. Vor allem muß die Dosierung in jenem Normbereich bleiben, den die Natur vorgibt. Ein Zuviel an männlichen Hormonen löst zwar keine lebensgefährlichen Erkrankungen aus, kann aber zu unreiner Haut, unkontrollierter Behaarung und zu einer tieferen Stimme führen – letzteres allerdings nur, wenn das männliche Hormon mehrere Jahre hindurch angewandt wird. Darüber hinaus ist es notwendig, nur jene männlichen Hormone zu wählen, die die Blutfette nicht verändern. Bekanntlich erhöhen bestimmte Androgene den Cholesterinspiegel und belasten die Leber, so daß nicht jedes männliche Hormon sich für die Hormontherapie eignet. Warum bestimmte Androgene das Cholesterin erhöhen, ist molekularbiologisch und biochemisch noch nicht bekannt, die Tatsache ist allerdings statistisch zweifelsfrei gesichert. Und schließlich sollte man jene Hormongruppen wählen, die der Organismus beziehungsweise die Haut schwer oder gar nicht in weibliche Hormone umwandeln kann. Denn dies würde unter Umständen den gegenteiligen Effekt hervorrufen.

## *Die nichthormonelle Cellulitetherapie*

Von der Fülle an Wirkstoffen, die zur Behandlung der Cellulite zur Verfügung stehen, seien zwei herausgegriffen.

Bei dem aus der Giftpflanze *Centenella asiatica* gewonnenen Wirkstoff handelt es sich um ein Pflanzenprodukt, das in erster Linie die Blutzirkulation anregt. Es wird von der Haut aufgenommen und von Betroffenen vor allem dann als wohltuend empfunden, wenn die Cellulite von Krampfadern und Ödemen begleitet ist.

Ein anderes in diesem Zusammenhang oft erwähntes Mittel ist *Triacana,* ein die Schilddrüse stimulierender Stoff, der in die Fettzellen eindringt und dort bis zu einem gewissen Grad eine Fettspaltung bewirkt. Durch den Fettabbau wirkt er der Cellulite entgegen.

Ein weiteres ungefährliches und nicht selten angewandtes Pflanzenextrakt stammt von der Artischocke. Der die Cellulite bessernde Effekt des Extrakts beruht wahrscheinlich auf seinen leicht cholesterinsenkenden und harntreibenden Eigenschaften.

In Frankreich erfreut sich die *Thalassotherapie* einer gewissen Beliebtheit. Zweifellos stärkt diese »Meeresbehandlung« den Körper allgemein, möglicherweise verbessert sie das äußere Erscheinungsbild der Cellulite sogar, heilt sie aber keineswegs. Meerwasser, Algen und Meerschlamm läßt man bei dieser angenehmen und ungefährlichen Therapie auf die Haut einwirken. Sie hat vor allem bei rheumatischen Leiden Erfolg und in der Schönheitsmedizin einen festen Platz. Das Prinzip entspricht ungefähr dem der Kneippkuren, doch erhöhen die lokal angewandten Substanzen die Wirkung. So besitzen die Algen reichlich mineralische und andere Stoffe, deren Einfluß noch nicht restlos geklärt ist. Die Anwendung erfolgt in Form einer Packung. Um das Eindringen der Inhaltsstoffe in die Haut zu erleichtern, bedient man sich zusätzlich einer Infrarotlampe, dadurch wird die Haut besser durchblutet und die Algentherapie intensiver. Ebenso behandelt man mit Packungen aus Meerschlamm. Dieser hat einen außerordentlich hohen Gehalt an mineralischen Komponenten. Sie fördern ebenfalls die Durchblutung und regen die Haut so zu einer gewissen Regeneration an.

# 7
# Übergewicht

## *Die hormonellen Ursachen des Übergewichts*

Listet man Geschlecht und Lebensalter vieler übergewichtiger Menschen auf, so läßt sich eine Tendenz erkennen: Mit zunehmendem Alter verstärkt sich das Problem. Nur wenige sind vor dem fünfunddreißigsten Lebensalter schon stark übergewichtig, ab dem Alter von fünfzig Jahren steigt ihre Zahl jedoch sprunghaft an. Auffallend ist dabei die Verteilung der Geschlechter – bei Frauen tritt Übergewicht häufiger auf als bei Männern. Dies deutet bereits darauf hin, daß die Geschlechtshormone der Frau in die Steuerung des Körpergewichts miteinbezogen sind.

Eine weitere Beobachtung unterstützt diese Annahme: Sobald die Hormonproduktion aufgrund des Klimakteriums sinkt, beginnen die Schwierigkeiten mit der Figur. Der berühmte »Matronenspeck« tritt dann auf, wenn die Östrogene fehlen. Denn nicht nur ein Übermaß, auch ein Mangel an den Botenstoffen der Eierstöcke kann Gewichtsveränderungen mit sich bringen, wie sich vor allem im Klimakterium zeigt. Durch eine vorsichtige Östrogenzufuhr kann man das Gewicht besser unter Kontrolle halten. Führt man dem Organismus jedoch zuviel Östrogen zu, wirkt sich dies ungünstig auf das Gewicht aus. Denn im Gewebe sammelt sich Wasser – mitunter schwellen die Beine an –, und auch dadurch erhöht sich das Gewicht. Die Östrogene haben also ein ambivalentes Gesicht. Ein Zuviel und ein Zuwenig können eine unerwünschte Gewichtszunahme hervorrufen.

Ähnlich verhält es sich mit dem Progesteron. Das Gelbkörperhormon nimmt den Effekt der Östrogene teilweise zurück, vor allem aber schwemmt es jenes Wasser aus, das sich durch Östrogene ansammelt. Dies kommt einer Gewichtsverringerung entgegen. In anderer Weise sorgt das Progesteron jedoch für eine Gewichtserhöhung. Die Fettzellen unseres Körpers haben Vorgänger, aus denen sie sich entwickeln. Während Kortison die Umwandlung in Fettzellen verhindert, beschleunigt das Gelbkörperhormon sie (so erklärt sich manchmal, warum der Körper während einer Schwangerschaft so schnell Fett einlagert).

## Übergewicht bei Männern und Frauen verschiedenen Alters

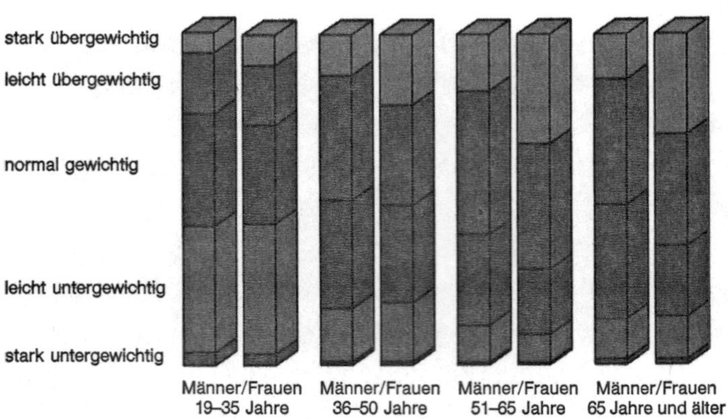

Geschlechtshormone sind in bezug auf das Körpergewicht nicht leicht zu steuern. Wegen sehr komplexer Beziehungen der Hormone untereinander läßt sich einem einzelnen Boten keine ausschließlich gewichtssteigernde oder gewichtsreduzierende Eigenschaft zuschreiben.

Auch die dritte von den weiblichen Eierstöcken hergestellte Hormongruppe, die Androgene, ist in zweifacher Weise am Entstehen von Übergewicht beteiligt. Fettleibige weisen zwar einen geringeren Anteil an Dehydroepiandrosteron auf als Normalgewichtige – wahrscheinlich fördert das Fettgewebe seinen raschen Verbrauch. Andererseits können männliche Hormone, werden sie injiziert, wegen ihrer aufbauenden Wirkung große Gewichtsprobleme bereiten. Die kausale Zuordnung zwischen Hormonen und Übergewichtigkeit zeigt sich hier gleichfalls als sehr differenziert, wiewohl sicherlich ein Zusammenhang besteht.

Übergewicht zählt zu jenen gesundheitlichen Problemen, die Frauen am meisten bewegen. Die Behauptung, das Körpergewicht sei ausschließlich eine Folge und eine Funktion der Nahrungsaufnahme, ist falsch. Eine Reihe verschiedener Faktoren scheint auch hier verantwortlich zu sein, ein nicht unwichtiges – obwohl nicht ausschließlich ursächliches – Segment davon stellen die Hormone dar.

Frauen bemerken es oft selbst, daß hormonelle Veränderungen der Grund für ihre Gewichtsprobleme sein müssen. Denn ihre Ernährungsgewohnheiten blieben gleich, mehr noch, trotz Fastenperioden ließ das Körpergewicht sich nicht normalisieren.

Nicht nur die Geschlechtshormone, sondern auch andere Botenstoffe des Körpers greifen in die Regulierung des Körpergewichts ein. Dies gilt besonders für Hormone der Bauchspeicheldrüse, die ihrerseits aber wiederum mit den Produkten anderer innerer Drüsen – darunter mit denen der Eierstöcke – in Verbindung stehen.

**Hormone, die am Übergewicht beteiligt sind**

| | |
|---|---|
| **ÖSTROGENE** | INSULIN |
| | PROLAKTIN |
| **PROGESTERON** | WACHSTUMSHORMON |
| | PARATHORMON |
| **ANDROGENE** | CHOLECYSTOKININ |
| | ENDORPHINE |

*Die Bauchspeicheldrüse*

Nicht alle, doch sehr viele Frauen mit einem nicht insulinabhängigen Diabetes sind fettleibig. Untersucht man deren hormonelle Situation, zeigt sich in vielen Fällen das gleiche Ergebnis, nämlich ein deutlich erhöhter Wert für *Insulin.* Die Menge des Insulinüberschusses scheint dabei vom Grad der Fettleibigkeit abzuhängen – je adipöser eine Frau ist, desto reichlicher ist der Insulinüberschuß. Selbst histologisch läßt sich dies verfolgen. Jene Zellen der Bauchspeicheldrüse, die das Insulin erzeugen, sind bei adipösen Menschen stark vergrößert.

Das Insulinüberangebot bei fettleibigen Menschen erklärt man mit einem gestörten Insulinabbau. Bei Übergewichtigen erfolgt er langsam, vor allem bei jenen Personen, die einen Fettansatz in der oberen Körperregion haben. Fettleibige Frauen geraten in bezug auf Zucker in keinen Mangelzustand: Trotz der hohen Insulinmengen, die normalerweise eine Hypoglykämie (einen abnorm geringen Blutzuckergehalt) auslösen müßten, bleibt der Zuckerspiegel gleich. Der Grund dafür liegt in einer Insulinresistenz – die Zellen des Körpers haben nicht genug Anlegestellen, um das Hormon wirksam werden zu lassen. Die hohe Konzentration zeigt keinen parallelen Effekt im Gewebe. Schuld daran ist wahrscheinlich die Überproduktion an Insulin selbst. Schüttet die Bauchspeicheldrüse vermehrt Insulin aus, so steigt nicht nur seine Konzentration im Blut an, sondern in den einzelnen Zellen verringert sich – einem Korrekturmechanismus vergleichbar – die Zahl der Plätze für Insulin: Es entsteht eine Resistenz. Normalisiert man die Insulinkonzentration (etwa mit Hilfe eines Diazoxids, eines den Blutzucker und damit auch das Insulin senkenden Medikaments), so steht wieder die übliche Anzahl zelleigener Rezeptoren zur Verfügung. Ob Glukagon und andere Magen und Darm betreffende Hormone bei Übergewichtigkeit erhöhte Werte aufweisen und den Insulinhaushalt dadurch ebenfalls beeinträchtigen, ist noch nicht restlos erforscht.

## *Das Prolaktin*

Das Prolaktin ist ein entwicklungsgeschichtlich sehr altes Hormon der Hirnanhangsdrüse, sein Weg läßt sich bis zu den Haien und Walen zurückverfolgen. Welche Rolle es beim Menschen übernimmt, ist noch nicht in allen Einzelheiten geklärt. Wie schon im Zusammenhang mit dem Haarausfall beschrieben, gilt es als gesichert, daß es die Vermehrung des Brustdrüsengewebes anregt und nach einer Geburt den Milchfluß der Brust steuert. Darüber hinaus beeinflußt es den Gelbkörper und erfüllt noch andere, uns teilweise unbekannte Aufgaben.

Betrachtet man den Hormonspiegel dieses Botenstoffs genau, so muß man diesem eine gewisse Sprunghaftigkeit bescheinigen. Unter Anspannung, bei Belastung, während des Geschlechtsverkehrs und nachts auch ohne erkennbaren Grund steigt der Anteil an Prolaktin sprunghaft an. Ebenso reagiert es auf gewisse Medikamente äußerst sensibel. Dieses Reaktionsvermögen der Hirnanhangsdrüse auf bestimmte Wirkstoffe fehlt dickleibigen Menschen. Selbst wenn sie abnehmen und das Idealgewicht erreichen, bleibt die Reaktion der Hirnanhangsdrüse aus. Im Unterschied zu den meisten anderen Vorgängen, die sich nach einer Gewichtsreduktion normalisieren, läßt die Prolaktinproduktion sich bei übergewichtigen Frauen kaum mit Medikamenten anregen. Dies wird als Hinweis dafür gedeutet, daß weitere uns unbekannte Veränderungen in der hormonellen Situation am Entstehen des Übergewichts beteiligt sind.

## *Die Schilddrüse*

Meist völlig grundlos wird die Schilddrüse verdächtigt, für das Übergewicht verantwortlich zu sein. Alle bisher vorliegenden Untersuchungen ergeben aber übereinstimmend, daß man ihr Gewichtsprobleme nicht anlasten darf. Die Werte des Schilddrüsenhormons *Thyroxin* erweisen sich bei übergewichtigen Frauen als vollkommen normal. Etwas Uneinigkeit herrschte über das zweite Hormon dieser Drüse, *Trijodthyronin,* allerdings ist man heute der Meinung, daß dieser Botenstoff ebensowenig Bezug zur Fettleibigkeit hat. Nicht bestätigt sind einzelne Hinweise, die den Rezeptoren für das Thyroxin eine Schuld am erhöhten Gewicht zusprechen. Übergewichtige Frauen sollen zu wenig Rezeptoren für das Thyroxin besitzen. Dies muß jedoch genauer betrachtet werden. Derzeit gilt es als verfehlt, bei Schwierigkeiten mit dem Körpergewicht sofort auf die Schilddrüse zu deuten. Der therapeutische Einsatz von Schilddrüsenhormonen bei Abmagerungskuren hat sich nicht bewährt. Injiziert man Trijodthyronin, so geht eher die Muskelmasse, nicht aber das Fettgewebe zurück.

Erhöht ist bei fettleibigen Menschen allerdings ein Hormon der Nebenschilddrüsen oder Epithelkörperchen, das *Parathormon.* Mitunter findet man bei adipösen Menschen einen Mangel an Vitamin D, den eine Vermehrung des Parathormons ausgleicht. Ein ursächlicher Zusammenhang zwischen der Erhöhung des Anteils an diesem Botenstoff und der Fettleibigkeit besteht nicht, die Steigerung der Sekretion des Parathormons scheint eher sekundär als Folge des Vitamin-D-Mangels aufzutreten.

### *Das Wachstumshormon (Somatotropin)*

Die Hirnanhangsdrüse (Hypophyse) steuert unter anderem auch das Körperwachstum des Menschen, indem sie das sogenannte »Wachstumshormon« oder *Somatotropin* erzeugt. Dieses kann direkt auf die Organe einwirken oder sich Boten bedienen, nämlich der »insulin-like growth factors«, der *Somatomedine.* Sie werden unter dem Einfluß des Wachstumshormons in Leber und Nieren freigesetzt.

Es fällt auf, daß der Somatotropingehalt im Blut bei adipösen Personen drastisch reduziert ist. Die Hirnanhangsdrüse ist bei Fettleibigkeit offenbar nicht mehr bereit, Wachstumshormon zu produzieren. Fasten, Tiefschlaf und Sport führen bei normalgewichtigen Menschen zu einer vermehrten Bildung von Somatotropin, bei Übergewichtigen bleibt diese Reaktion aus.

Den weiblichen Geschlechtshormonen, den Östrogenen, gelingt es normalerweise sehr gut, die Herstellung des Wachstumshormons anzuregen. Bei fettleibigen Frauen etwa verhält es sich jedoch anders. Selbst hohe Dosen an Östrogenen steigern die Ausschüttung an Somatotropin nicht.

Dieser Effekt, der in erster Linie bei übergewichtigen Menschen zu beobachten ist, scheint eine Antwort auf die schon erwähnte Hyperinsulinämie, einen erhöhten Insulingehalt des Blutes, zu sein.

Somatomedine zeigen insulinartigen Einfluß. Ihr Entstehen verdanken sie zwar dem Somatotropin, wirken aber auf die Hirnanhangsdrüse zurück und stellen die Produktion des Wachstumshormons ruhig. – Das Insulin scheint ebenfalls zu einer solchen Reaktion fähig zu sein. Die bei übergewichtigen Menschen beobachtete Hyperinsulinämie hemmt in Form einer Rückmeldung die Ausschüttung von Somatotropin aus der Hypophyse. Das Insulin kann das Wachstumshormon hemmen, welches seinerseits wieder für den Abbau des Fetts mitverantwortlich ist.

Das Wachstumshormon scheint bei der Übergewichtigkeit große Bedeutung zu haben. In einer angesehenen Zeitschrift wurden vor kurzem Daten veröffentlicht, die sich auf Abnehmen mit Hilfe des Wachstumshormons beziehen. Im Alter, schlossen die Forscher, nimmt der Anteil an Wachstumshormon kontinuierlich ab, und dies kann für umfangreicheres Fettgewebe und eine Abnahme des Muskelgewebes sorgen. Neun Männern wurden dreimal pro Woche dreißig Milligramm Somatotropin injiziert. Nach sechs Monaten bemerkte man immerhin eine Verringerung des Körperfetts um fast fünfzehn Prozent.

Ebenso ließen Forschungsergebnisse bei Ratten die Humanmedizin aufhorchen. Bei weiblichen Ratten tritt der Mangel an Wachstumshormon wesentlich früher auf als bei männlichen. Sollte man dies auf den

Menschen übertragen können, so mag es eine Erklärung dafür liefern, warum die Gewichtsproblematik bei Frauen früher beginnt. Denn das Wachstumshormon steht in direkter Verbindung zur Fettzelle. Diese verfügt über freie Plätze, die das Somatotropin in die Fettzelle lotsen. Dort baut es in hohem Maße Fettsäuren ab. Aber auch die in Leber und Muskelgewebe gespeicherten Triglyzeride werden durch das Wachstumshormon rascher beseitigt.

Die täglich erzeugte Menge an Wachstumshormon beträgt ein bis vier Milligramm, die Konzentration im Blut ist mit etwa drei Nanogramm pro Milliliter veranschlagt – was ungefähr der Konzentration des Gelbkörperhormons Progesteron in der zweiten Zyklusphase entspricht. Auf die Blutgefäße wirkt das Wachstumshormon reinigend – Somatotropin reagiert mit den vernetzten Zuckern, die sich mitunter an der Gefäßwand ablagern und dieser schaden können, und entsorgt sie über die Blutbahn.

Produziert die Hypophyse mit zunehmendem Alter also weniger Somatotropin, so läßt sich das unter anderem am Zustand des Fettgewebes erkennen.

Interessanterweise scheinen beträchtliche Unterschiede zwischen Frau und Mann hinsichtlich der Menge an Wachstumshormon zu bestehen. Die Frau verfügt vor der Menopause über höhere Werte als der Mann, allerdings fallen sie nach dem Klimakterium schnell ab, während beim Mann nur ein allmählich und langsam steigender Somatotropinmangel festzustellen ist. Vor allem – und dies hat für die Hormonbehandlung eine gewisse Bedeutung – scheint das

Wachstumshormon östrogenabhängig zu sein. Zwischen seiner Konzentration im Blut und dem Östrogenspiegel herrscht eine enge Beziehung. Das Somatotropin greift in das Knochenwachstum ein, es verhindert den Knochenabbau und stabilisiert die vorhandene Knochenmasse. Die in der Postmenopause als Folge des Östrogenmangels beobachtete Knochenentkalkung ist möglicherweise durch den Zusammenhang zwischen Östrogenen und Wachstumshormon erklärbar. Wenn das Wachstumshormon den Knochenabbau hemmt, gleichzeitig aber von Östrogenen abhängig ist, wäre es ohne weiteres denkbar, daß durch den Östrogenmangel auch das Wachstumshormon fehlt und der Knochen darunter leidet.

Weil die Östrogene es verstehen, die Bildung von Somatotropin anzuregen, kann eine wohldosierte Östrogenbehandlung das in der zweiten Lebenshälfte defizitäre Wachstumshormon mit seinen vielfältigen, bis zur Immunabwehr reichenden Aufgaben zu seinen Normalwerten zurückführen.

Das Phänomen, daß Somatotropin die Wirkung des Insulins auf die Fettzellen unterdrückt, scheint sich allerdings nur auf bestimmte Körperteile zu beziehen, vor allem auf die Bauchregion. Dies würde ebenso begründen, warum gerade dieser Körperbereich durch eine Behandlung mit Wachstumshormon an Fettmasse verliert. Darüber hinaus unterbindet das Somatotropin, wie schon angedeutet, den Transport von Zucker in die Fettzellen, den das Insulin verstärkt – dem Wachstumshormon kommt also ein indirekter antiinsuliner Effekt zu.

Unmittelbar beeinflußt es die Fettsäuren, indem es die Veresterung freier Fettsäuren verhindert und so den Abbau des Fetts erhöht.

**Gewichtsreduzierender Effekt des Wachstumshormons**

- Es baut das Körperfett ab
- Es verhindert die Zuckerverwertung

Die fettmobilisierende Wirkung des Wachstumshormons scheint eine direkte zu sein, während der wachstumsfördernde Effekt durch die Somatomedine zustande kommt.

Die Menge des Wachstumshormons und damit sein Einfluß auf die Somatomedine hängen allerdings von der Nahrungsaufnahme ab. Während des Fastens steigt der Somatotropinanteil an, der Wert der Somatomedine sinkt ab. Bei fettleibigen Menschen verhält es sich jedoch anders: Verringert sich die Nahrungszufuhr lediglich um fünfzig Prozent, so ändert sich der Somatomedingehalt nicht. Den Grund dafür trägt eine besondere Komponente in unserer Nahrung, die Kohlenhydrate. Sie sorgen dafür, daß der Wert für die Somatomedine selbst dann noch erhöht ist, wenn ein Mensch fastet. Nimmt ein Mensch während einer Fastenperiode Kohlenhydrate zu sich, so versteht es der

Körper, sich eine besonders große Menge an Kalorien von diesen zu holen. Der Verzicht auf die übrigen Speisen wird damit wertlos. Deshalb erscheint es wesentlich, während einer Reduktionsdiät auf Kohlenhydrate ganz zu verzichten. Andernfalls nimmt der Anteil an Somatomedinen trotz des Fastens schnell zu und wirkt fettaufbauend. Denn in Gegenwart von Kohlenhydraten löst das Wachstumshormon ein vermehrtes Freisetzen von Somatomedinen aus. Fehlt dieser Nahrungsbestandteil hingegen, so bildet sich durch das Fasten zwar mehr Wachstumshormon, die aufbaufördernden Somatomedine behalten jedoch niedrige Werte.

Die Auswirkung des Wachstumshormons in bezug auf die immunologische Situation des alternden Menschen ist nicht zu übersehen. Die Beobachtung, daß mit zunehmendem Alter auch die Abwehrkräfte des Menschen nachlassen, stimmt. Einer der verschiedenen Gründe dafür liegt möglicherweise in der Abnahme des Somatotropingehalts. Dieses Spaltprodukt des Eiweißabbaus regt eine Vielzahl von Zellen an, die immunologische Aufgaben erfüllen. Das Wachstumshormon unterstützt die Aktivität der sogenannten »natürlichen Killerzellen« (»natural killer cells«), der wichtigsten Polizeitruppe unseres Körpers, die nach Karzinomzellen und anderen infizierten oder bösartigen Zellen Ausschau hält und diese vertreibt. Darüber hinaus fördert es die Produktion des Interleukins, einer Substanz, die ebenfalls der Abwehr von Krebszellen dient, desgleichen des in der Thymusdrüse hergestellten, schon erwähnten Hormons Thymopoietin.

Dieses hängt ebenso mit der Situation unserer Immunabwehr zusammen.

Die größte Gruppe von Abwehrzellen in unserem Körper sind die Makrophagen, die den eingedrungenen Feind – wie der Name schon sagt – auffressen können. Außerdem verfügen sie über eine sichere Waffe, die sie gleichfalls gegen Feinde in unserem Körper richten. Über die Atmungskette lassen sie Sauerstoffanionen (elektrisch negativ geladene Sauerstoffteilchen) entstehen, die sich auf Fremdes stürzen und es physikalisch zerstören. Die Anionenbildung wird durch das Wachstumshormon gesteuert. Wieder offenbart sich der Zusammenhang zwischen Hormonen, Immunologie und Seele in eindrucksvoller Weise.

Denn das Wachstumshormon wird in der Hirnanhangsdrüse erzeugt, und das Großhirn hat eine enge Beziehung zur Hirnanhangsdrüse, daher auch zum Somatotropin. So ist der Kreis geschlossen, der die Seele, die Hormone und die Fähigkeit des Körpers, mit Krankheit und Feinden fertig zu werden, verbindet.

Das Wachstumshormon scheint so wichtig zu sein, daß sogar die weißen Blutkörperchen es entwickeln können. Also stellen selbst Zellen unseres Blutes Hormone her – eine Beobachtung, die unser bisheriges Verständnis von der Herkunft der Hormone verändert.

Während bei normalgewichtigen Frauen jede Nahrungszufuhr eine Abnahme des Anteils an Wachstumshormon bewirkt, verhält sich dies bei fettleibigen und bei unterernährten oder magersüchtigen Frauen nicht so. Übergewichtige Frauen weisen einen höheren Somatotropinspiegel auf, wenn man ihnen unmittelbar nach einer Mahlzeit den die Bildung des Wachstumshormons fördernden Überträgerstoff Wachstumshormon/Releasinghormon injiziert. Fettleibige Frauen scheinen auf Stoffwechselsignale anders zu reagieren als ihre normalgewichtigen Zeitgenossinnen. Die freien Fettsäuren und die im Blut vorkommenden Zucker sorgen üblicherweise für eine Unterdrückung der Somatotropinentstehung, bei Übergewichtigen jedoch nicht. Möglicherweise ist die völlig unterschiedliche Reaktion auf die Nahrungsmittel ein Grund für die Fettleibigkeit.

Man kennt bereits Versuche, dem Körper Überträgerstoffe zur Verfügung zu stellen, die die Reaktion des Wachstumshormons normalisieren. Mit der Einnahme von vierzig Milligramm Propranolol (ein Alkohol, von dem man weiß, daß er die Wachstumshormonmenge senkt) zwei Stunden vor einer Mahlzeit scheint dies zu gelingen. Auch Opiate zeigen darauf einen Einfluß, möglicherweise sind sie ebenfalls an der Steuerung der Somatotropinproduktion beteiligt.

Die Ausschüttung des Wachstumshormons aus der Hirnanhangsdrüse scheint schlafabhängig zu sein und greift nicht nur regulierend in die Verteilung des Körpergewichts ein, sondern regt das Gewebe überdies zur Erneuerung an. Somatotropin wird bevorzugt dann erzeugt, wenn wir uns Tiefschlafphasen nähern. Es überflutet unseren Körper in den Stunden vor Mitternacht, in denen das Kortison ausbleibt.

Das Wachstumshormon kennt ein Gegenüber, das

seine Wirkung relativiert, nämlich die bereits mehrfach genannten Somatomedine. Die beiden Gegenspieler stehen in einer Wechselwirkung zueinander, ein Übermaß an dem einen hemmt die Aktivität des anderen. Einerseits vergrößern sich die Zellen durch die Tätigkeit der Somatomedine, sie speichern vermehrt Zucker und tanken Reserven, andererseits schalten diese Substanzen das Wachstumshormon aus, das unseren Körper ebenfalls stärkt. Es füllt die Fettzellen nicht – dies besorgen die Somatomedine –, sondern kräftigt das Muskelgewebe. Es läßt die Fettzellen an Substanz verlieren und trägt so positiv zu den allgemeinen Körperproportionen bei.

Der Konsum von Zucker erhöht das Freisetzen von Somatomedinen, die Fettzellen füllen sich mit Energie, das Wachstumshormon tritt zurück. Damit sinkt jedoch die muskelregenerative und fettreduzierende Aktivität dieses Stoffes – ein Grund mehr, gerade am Abend Zuckerhaltiges zu meiden. Denn die Zunahme an Wachstumshormon während des Tiefschlafs soll ungestört vonstatten gehen können, damit es bei seiner Erneuerungsarbeit nicht unterbrochen wird. Abendlicher Zuckergenuß fördert die Insulinproduktion, und der Anteil an Wachstumshormon, das vor allem in den frühen Nachtstunden aktiv wird, sinkt.

### *Cholezystokinin und Endorphine*

Am Entstehen von Fettleibigkeit sind zahlreiche Faktoren beteiligt, darunter ein in der Schleimhaut des

Zwölffingerdarms gebildetes Hormon, das Cholezystokinin (auch »Pankreozymin« genannt). Führt man dieses Hormon von außen zu, so ißt der Betreffende deutlich weniger, während körpereigene, endogene Morphine (Endorphine) die Nahrungsaufnahme eigentlich steigern müßten. Das Sattheitsgefühl scheint über das Cholezystokinin gesteuert zu werden. Zu dessen Funktionen zählt unter anderem, daß es die Sekretion der Bauchspeicheldrüse und das Zusammenziehen der Gallenblase anregt sowie die Magenmotorik hemmt. Im Gehirn tritt es als Gegenspieler der Endorphine und Opiate auf. Mit seiner Hilfe fällt das Abnehmen leichter. Daher überlegt man bereits, das Cholezystokinin in Form eines Nasensprays anzubieten.

# 8
# Hormone beeinflussen unser Immunsystem

Wie der gesamte menschliche Organismus ist auch das Immunsystem einem natürlichen Alterungsprozeß unterworfen. Obwohl die Anzahl der Immunzellen im Alter genauso hoch ist wie in der Jugend, scheint die Steuerung der Immunreaktion mit fortschreitenden Jahren schwieriger zu werden. So bilden sich beim älteren Menschen nach einer Impfung erst viel später Antikörper als beim jüngeren. Außerdem treten Eiweißkörper auf, die der Körper nicht braucht und die sich manchmal sogar gegen die körpereigenen Organe richten – dies hält man ebenfalls für Ursachen des Alterns.

Aber bereits in der Jugend läßt sich mitunter eine Abhängigkeit des Immunsystems von den Hormonen bemerken. So schüttet die Nebennierenrinde, eine lebenswichtige Hormonfabrik unseres Körpers, in Streßsituationen Kortison aus. Dieses regt das sympathische Nervensystem an, das seinerseits mit einem Anstieg des Anpassungshormons Adrenalin reagiert.

Ein weiteres Hormon, das in Momenten hoher Anspannung besonders aktiv wird und möglicherweise eine Schlüsselfunktion bei der Abwehr von Krankheiten einnimmt, ist das Prolaktin. Verläßliche Hinweise stützen die Vermutung, daß Prolaktin eine nicht zu unterschätzende Bedeutung für die Immunregulation hat. Schaltet man es aus, wird gleichzeitig die Rekrutierung der Lymphozyten, einer Art körpereigener Polizei, unterdrückt. Andere Zellen, die dem Körper zur Abwehr fremder Eindringlinge dienen, beeinflußt das Prolaktin ebenso. Die Makrophagen und die sogenannten »T-Zellen« (»T-Lymphozyten«), thymusabhängige weiße Blutkörperchen, nehmen an Zahl ab, wenn man das Prolaktin durch ein Medikament an seiner Aktivität hindert. Umgekehrt führt eine Steigerung des Prolaktinanteils im Körper zu erhöhter Tätigkeit der Makrophagen, die Antikrebssubstanz Interleukin wird gleichfalls vermehrt produziert.

Östrogene und Progesteron greifen direkt in das Immunsystem ein, indem sie die Sensibilität der Lymphozyten verändern.

Aber auch eine gegenteilige Beobachtung ließ die Wissenschaft aufhorchen. Immunzellen des Blutes, die weißen Blutkörperchen oder Leukozyten, sind – wie bereits erwähnt – in der Lage, das schwangerschaftserhaltende Hormon herzustellen und jene Botenstoffe der Hirnanhangsdrüse, die für den Eisprung und die Reifung der Eizellen verantwortlich sind. Welche Bedeutung dieser Hormonproduktion durch immunologisch wichtige Zellen zukommt, hat man bis heute noch nicht völlig verstanden. Allerdings bringt dieser Umstand einen neuen Gesichtspunkt in unser derzeitiges Bild von Hormonen und Immunologie.

Einen weiteren Hinweis auf den Zusammenhang zwischen immunologischer Situation und den Sexualsteroiden liefert uns die Genetik.

Auf unserem genetischen Code, dem Schlüssel für die Übertragung genetischer Informationen, ist jener Abschnitt, der die wesentlichsten immunologischen Funktionen regelt, auch für die Erzeugung, den Abbau und die Regulation des Testosterons zuständig. Darüber hinaus sorgt er für die Ausbildung von Anlegeplätzen für Östrogene in der Gebärmutter und für das Vorhandensein zahlreicher Enzyme, die am Werdegang der Geschlechtshormone beteiligt sind.

Das Immunsystem überwacht unseren Körper, es hält Ausschau nach Feinden, die sich in Organen anzusiedeln versuchen, es kreist sie ein und beseitigt sie. Gleichzeitig unterstützt es den Regenerationsprozeß der Zelle. Dadurch wirkt es den Abnützungsprozessen entgegen und gewinnt deshalb auch in der Kosmetik an Interesse. Ein intaktes Abwehrsystem unterstützt die Kosmetik, denn beide wollen den Körper in optimaler Weise erhalten. Die Geschlechtshormone verstärken manche immunologischen Vorgänge und schlagen so eine Brücke zur Kosmetik.

**Hormone und körpereigene Abwehr**

| | |
|---|---|
| o **PROLAKTIN** **ÖSTROGENE** | verstärken Immunzellen |
| o **IMMUNZELLEN** | produzieren Sexualhormone |

# 9
# Das Altern

Obwohl es jeden Menschen betrifft, weiß doch niemand so recht Bescheid über die Ursachen des Alterns. Was geht in den Zellen des Körpers vor, wenn der Organismus in seine zweite Lebenshälfte eintritt? Die Wissenschaft hat nur sehr behelfsmäßige Modelle zur Hand, um dem Phänomen des Altwerdens sein Geheimnis zu nehmen.

Nach einer verbreiteten Theorie altert die Zelle an einem Entsorgungsproblem: Abfallstoffe häufen sich an, bis der Körper sich schließlich selbst vergiftet.

»Geisterfahrer«, die in unserem Körper verkehren, sind höchstwahrscheinlich mitverantwortlich für das Altern. Diese eingangs bereits erwähnten »Irrläufer« heißen in der Fachsprache »freie Radikale« und entstehen durch Umweltbelastung, durch UV-Strahlung und auch spontan im menschlichen Organismus. Sie sind Aggressoren vergleichbar, nur bestrebt, Schaden zu stiften, und schwächen allmählich die Regenerationskraft des Organismus ab, das Altern beginnt.

Das Blutgefäßsystem bildet ein unüberschaubares Netz von Straßen und Wegen, auf denen die Versorgung und Entsorgung aller Bereiche des Körpers durchgeführt werden. Bricht dieses Verkehrssystem wegen Blockaden einzelner Routen zusammen, so leiden die betroffenen Körperteile erheblich, sie werden krank beziehungsweise verringern ihre Aktivität.

Schwirren die freien Radikale durch Arterien und Venen, können sie ihren negativen Einfluß dort ebenfalls entfalten. Sie greifen die Blutgefäßwände an, die Verkalkung kann Einzug halten. Sie ist eine Komponente des Alterns – neben anderen Ursachen tragen freie Radikale dazu bei.

Die Natur hat Polizisten vorgesehen, die diese Zerstörer jagen, einfangen und schließlich vernichten. Zwei Vitamine, das Vitamin C und das Vitamin E, haben sich die Aufgabe geteilt und bewachen verschiedene Körperareale. Das Vitamin C löst sich im Wasser und gelangt überall dorthin, wo die wäßrige Phase im Organismus vorherrscht. Das Vitamin E hingegen ist fettlöslich, sein Platz ist also dort, wo Fettsäuren vorkommen.

Wenn die beiden Vitamine den schädlichen Effekt der freien Radikale tatsächlich verringern und auf diese Weise auch die Blutgefäßwände schützen, müßte man einen Zusammenhang zwischen der Verkalkung und der Konzentration der Vitamine im Körper finden. An mehr als sechstausend Männern zwischen dem fünfunddreißigsten und fünfundfünfzigsten Lebensjahr wurde diese Hypothese geprüft und bestätigt. Das Betacarotin, die Vorstufe der Vitamine der A-Gruppe, sowie das Vitamin C zeigten bei jenen Männern, die an einem Infarkt oder an einer anderen Herz-Kreislauf-Erkrankung litten, deutlich niedrigere Werte. Das Rauchen verringert den Vitamin-C-Gehalt im Blut besonders auffallend. Messungen bei Rauchern ergaben die kleinsten Werte dieses wichtigen Vitamins.

## *Hilfen gegen die äußeren Zeichen des Alterns*

### *Entfernen von Hautschäden*

Als äußerste Schicht der Haut umgibt die Hornschicht den menschlichen Körper, hauchdünn, aber stark genug, allen Feinden von außen zu wehren. Um durch Verletzungen nicht zu leiden, sind die Zellen der Hornhaut tot, stellen also nur einen mechanischen Schutz gegen die Außenwelt dar. Obwohl die Zellen dieses Hautteils selbst nicht mehr leben, wird ihre Bildung von einem feinen Sensorium überwacht. Belasten Bestrahlung, Wärme oder Umweltgifte den Körper, so verstärkt sich die Hornhaut dort, wo sie den Beeinträchtigungen in besonderem Maße ausgesetzt ist. Unsere Haut tastet die Außenwelt gleichsam ab und entwickelt an jenen Stellen einen dickeren Panzer, an denen sich vermehrt Feinde sammeln.

Auf diese Weise trägt unsere Haut die Zeichen der Zeit stets in sich, die Belastungen der Jahre sind auf ihr geschrieben. Von kosmetischer Bedeutung sind die kleinen punktförmigen Verdichtungen der Haut, die sogenannten »Hyperkeratosen«, die sich mit zunehmendem Alter häufen. Mit einer entsprechenden Lotion lassen sie sich allerdings vorsichtig entfernen.

Einige chemische Stoffe, Säuren, wirken auf die Haut so ein, daß auch die Kosmetik sie nützen kann. Dazu gehören die Milchsäure, die Weinsäure und die Zitronensäure, also Verbindungen, von denen man weiß, daß sie den Hautverband angreifen können. Sie lockern den Kitt zwischen den einzelnen Hornhautzellen, dadurch wird die oberste Hornhautzellschicht abgenommen, sie wird »abwaschbar«, die Male vergangener Jahre sind getilgt.

Hyperkeratosen offenbaren sich oft in Form von Hautunebenheiten, die man so chemisch ausgleichen kann. Dabei ist jedoch darauf zu achten, daß die gesunde Haut mit der die Verhornung lösenden Lotion nicht in Berührung kommt, denn auch sie würde dann dünner. Die Säuren dürfen, mit Hilfe einer haarfeinen Pipette, nur auf jene Stellen gelangen, an denen die Hornhaut verdickt ist.

Manchmal sind diese Verhornungen leicht bis stark pigmentiert. Der Hautfarbstoff Melanin wirkt ebenfalls als Schutz gegen die Außenwelt und wird vom Körper bevorzugt dorthin gelenkt, wo die Haut strapaziert ist. Durch ihn werden Hautunregelmäßigkeiten besser sichtbar und daher als noch störender empfunden. Selbstverständlich ist die Anwendung der erwähnten Säuren ebenfalls an diesen überpigmentierten Arealen möglich.

Die Ausdünnung der Hornhaut kann auch bei Akne helfen, denn ein wesentlicher Faktor bei der Entstehung dieser Erkrankung liegt ja in der Verstopfung der Talgdrüsenausführungsgänge. Die tägliche Reinigung der Haut mit fünfprozentiger Glykolsäure, einer Hydroxycarbonsäure, reinigt die Ausführungsgänge der Talgdrüsen und bessert so die Akne.

Alpha-Hydroxycarbonsäuren setzt man gleichfalls ein, um kleine Falten zu verringern, die sich in die Hornhaut eingegraben haben. Dazu bringt man eine fünf- bis fünfzehnprozentige Glykolsäurelotion täglich auf jene Hautbereiche auf, die zerfurcht sind. Die Haut wird gewissermaßen biochemisch gehobelt, und nach mehreren Monaten sind die Fältchen zurückgegangen.

Bezweifelt wird allerdings, ob die Glättung der Haut lediglich auf dem Schäleffekt der Säure beruht. Hydroxycarbonsäuren (Hydroxysäuren) und Oxocarbonsäuren (Ketosäuren) sind in ihrer chemischen Struktur dem Vitamin C der Ascorbinsäure verwandt. Diese scheint in der Lage zu sein, die Kollagensynthese der Haut zu stimulieren – eine Beobachtung, die sich vielleicht kosmetisch nutzen läßt. Es wäre daher denkbar – und dies mutmaßen einige Dermatologen –, daß Hydroxycarbonsäuren und Oxocarbonsäuren die Kollagenproduktion der Haut ebenfalls verbessern.

### *Iontophorese*

Wird ein Hormon oder ein anderes Medikament durch den Mund aufgenommen, so erreicht es nach einigen Stunden im Blut seine höchste Konzentration, und das Blut befördert es in alle Körperbereiche, in allen Organen wird es mehr oder weniger gleichmäßig verteilt. Bedürfen bestimmte Körperstellen besonders hoher Mengen an Wirkstoffen, kann man diese auch äußerlich lokal auftragen, denn manche Teilchen läßt die Haut eindringen und in das Innere des Körpers gelangen. Der Vorteil liegt auf der Hand: Magen und Darm werden nicht belastet, vor allem aber gelingt es, in hautnahen Organen Heilmittel in so großer Menge zu konzentrieren, wie man es über keine oral eingenommene Tablette erreicht.

Um den Eintritt einer Substanz in die Haut zu erleichtern, wurden verschiedene Techniken entwickelt, eine davon ist die Iontophorese. Sie bedient sich des elektrischen Stroms, um Wirkstoffe unter die Haut zu transportieren. Die Spannung des elektrischen Stroms wird genutzt, um mit seiner Hilfe Arzneistoffe zu versenden.

Daß der Strom entsprechend der technischen Stromrichtung von der Anode zur Kathode fließt, ist bekannt. Deshalb werden die medikamentösen Stoffe auf die Haut aufgetragen, dann zwei Elektroden in einer gewissen Entfernung voneinander darauf befestigt, und schließlich wird der Stromkreis geschlossen. Von einer Elektrode zur anderen setzt eine Ionenbewegung ein, mit der man Wirksubstanzen mitschicken kann. Vorher muß man den aus der Steckdose kommenden Wechselstrom in Gleichstrom umwandeln, und Kondensatoren müssen ihn glätten, um Schwankungen zu vermeiden.

Strom als solcher wirkt schon stimulierend, der Ansatz der Iontophorese besteht jedoch im Einbringen von Medikamenten. Sie bedient sich des physikalischen Prinzips, daß gleiche Ladungen einander abstoßen und gegensätzliche einander anziehen. Besteht ein Wirkstoff aus Anionen, so legt man die Kathode über ihn und umgekehrt. Der Stromfluß bringt die elektrisch geladenen Teilchen (Ionen) unter die Haut, und sie werden dort in wesentlich höherer Konzentration abgelagert, als wenn sie ohne Hilfe des Stroms ihren Weg durch die Haut finden müßten.

### *Liposomen*

Eine weitere Möglichkeit, Hormone und andere Medikamente durch die Haut in den Körper einzuführen, ist die Liposomtechnik. Liposomen sind kugelige Gebilde, deren Außenhülle aus Fett besteht. Der Innenraum ist jedoch mit Wasser gefüllt, in dem verschiedene Substanzen gelöst sein können. Das Herstellungsprinzip der Kugeln ist einfach. Phospholipide, das sind fettähnliche Abkömmlinge der Phosphorsäure, und in Wasser gelöste Arzneistoffe beziehungsweise Hormone gibt man zusammen in einen Behälter, auf den man Ultraschall einwirken läßt. Dadurch ordnen sich die Phospholipide zu Bläschen und schließen in ihr Inneres die wäßrige Wirkstofflösung ein. Die äußere Fettschicht ist meist manipuliert. Indem man weitere Substanzen zusetzt, kann man erreichen, daß sie zum Beispiel nur bei einer bestimmten Körpertemperatur oder bei einem bestimmten Säurewert die in ihrem Inneren ruhenden Medikamente freigibt. Ein besonderer Kunstgriff ermöglicht es, Liposomen an Zellen der Oberhaut (Keratinozyten) zu kleben. Durch diesen »Kunstgriff« können Stoffe in die verschiedenen Etagen der Haut transportiert werden.

Einzelne Hormone, die durch Liposomen in die Haut transportiert wurden, lieferten bereits Erfahrungswerte. So ergab die Anwendung progesteronbeladener Liposomen eine deutliche Besserung von Beschwerden. Mit Hilfe der Liposomen konnte das Progesteron tiefer eindringen, als wenn man es nur auf die Haut aufgetragen hätte.

Diese Methode scheint so wirksam zu sein, daß Antikrebsmittel ebenfalls in derartige Vehikel verpackt werden. Bei Brustkrebs wurden vor einiger Zeit mit Hilfe von Liposomen Antikrebsstoffe in die Gewebswucherungen gebracht, die einen wesentlich stärkeren Effekt entfalteten, als wenn diese Träger nicht verfügbar gewesen wären.

## *Hormone die das Altern bremsen*

In den folgenden Abschnitten erfahren Sie, welche neuen Erkenntnisse über die Wirkungsweise einzelner Hormone Möglichkeiten eröffnen, diese Hormone gegen das Altern einzusetzen: durch Anregung und Steigerung der körpereigenen Hormonproduktion, durch Einnehmen in Form von Kapseln oder durch Anwendung als Salbe bzw. Creme.

So können Sie Abnützungserscheinungen, Herz-Kreislauf-Schwäche, unerwünschten Fettablagerungen, Muskelabbau oder dem Erschlaffen der Haut entgegentreten. Sprechen Sie am besten vor der Anwendung mit Ihrem Arzt, Ihrer Ärztin oder auch Ihrer Fachkosmetikerin.

# *Melatonin*

## *Langes oder intensives Leben?*

Durch »Energiesparen« kann man das Leben verlängern. Ein Kraftfahrzeug, das permanent hochtourig benutzt wird, weist früher Schäden auf als ein langsamer gefahrenes Auto. Ähnliches gilt auch für den menschlichen Körper. Je länger er andauernd durch eine höhere Tourenanzahl beansprucht wird, desto schneller altert er. Unser Körper verfügt jedoch über verschiedene Regelmechanismen, mit denen seine Leistung erhöht oder gesenkt werden kann.

Das kleine Hormon Melatonin, das unseren Organismus durchströmt, ist ein Signalstoff, der die Leistungsfähigkeit verschiedener Körperteile verringern und dadurch ihre Lebensdauer erhöhen kann. Letztlich ist es eine Frage der Lebenseinstellung, wofür man sich entscheidet: Wählt man gleichsam das Los des Achilles im Trojanischen Krieg und damit ein kurzes, aber dafür um so intensiveres Leben – oder verzichtet man auf permanent energieverschleißende Aktivitäten und bewahrt so den Körper vor Schäden?

Das Melatonin friert sozusagen Zellenorgane und biochemische Reaktionen ein. Es ist tatsächlich das Hormon des Winterschlafs, und für die Anti-ageing-Strategien gewinnt es große Bedeutung. »Hibernisation« (Einwinterung) heißt folglich das Bestreben, in bestimmten Situationen unnötig hochtourig laufende biologische Kraftwerke zu drosseln, Energie zu sparen und damit die Lebensdauer einzelner Organe zu verlängern.

Das Melatonin wird in der Epiphyse (Zirbeldrüse) gebildet, die sich im Gehirn des Menschen befindet und bei niederen Tieren durch eine dünne Membran am Kopf Kontakt zur äußeren Lichtsituation hat. Verringert sich in den Abendstunden die Sonneneinstrahlung und kündigt sich die Nacht an, so steigt unter dem Einfluß des sinkenden Sonnenstandes der Melatoninspiegel an und vermittelt den unzähligen Systemen unseres Körpers eine entsprechende Botschaft.

Daß die Nacht der Regeneration dient, ist somit die Folge einer Hormonumstellung, die durch das Melatonin vorgenommen wird.

Diese Botschaft der Sonne an unseren Körper ist auch beim Menschen erhalten geblieben, obwohl im Rahmen der Evolution die Zirbeldrüse von der äußeren Lichteinstrahlung völlig abgeschirmt wurde. Dafür steht sie mit dem Auge in direktem Kontakt: Lichtempfindungen werden von der Netzhaut über eine eigene Nervenleitung in das Rückenmark und von dort an die Pinealdrüse weitergeleitet. Auf diesem Weg wird auch die durch die Schädeldecke von der Außenwelt abgeschirmte menschliche Epiphyse mittels der Augen über den Tagundnachtrhythmus informiert, und sie ändert auch beim Menschen dementsprechend ihre Aktivität. Im Morgengrauen und während des Tages wird wenig Melatonin gebildet, in der Dämmerung und in der Nacht hingegen kommt es zu einer vermehrten Synthese. Das Hormon durchwandert in hoher Konzentration unseren Körper und bietet jeder Zelle und jedem Organ die Möglichkeit an, seine Funktion herunterzufahren und weniger zu arbeiten. Billionen von Zellen reduzieren dabei ihre Energiemoleküle, über die die Hormone ihre Botschaften vermitteln, so daß unter anderem Muskeln sich kontrahieren oder Nahrung verdaut wird. Die Energieperlen (G-Proteine) weisen eine Ähnlichkeit zum Melatonin auf und können deshalb durch das kleine Hormon in ihrer Energiefreisetzung reduziert werden.

Diese bremsende Wirkung des Melatonins wurde erstmals bei Stoffwechselvorgängen, die die Fortpflanzung benötigt, erkannt. Das Melatonin wirkt auf Eierstöcke und Hoden aktivitätshemmend. Es wurde deshalb in der Vergangenheit als »Keuschheitshormon« bezeichnet. Muß beispielsweise bei Kindern infolge eines Unfalls die Zirbeldrüse entfernt werden, so stellt sich sofort die Pubertät ein. Dies war einer der ersten Hinweise auf die blockierende Wirkung des Melatonins für das Fortpflanzungssystem.

Tatsächlich benötigen alle Vorgänge im Zusammenhang mit der Fortpflanzung hohe Mengen an Energie. »Spart« der Körper auf diesem Sektor, so schützt er sich gleichzeitig vor unnötigem »Verschleiß«. Dies geschieht in unseren Regionen vor allem im Winter, in dem sich Säugetiere normalerweise nicht fortpflanzen, zumal Kälte und Nahrungsmangel ungünstige Voraussetzungen für neugeborene Tiere schaffen. Deshalb stellt das Melatonin bereits im Herbst, unter dem Einfluß der kürzer werdenden Tage und des geringeren Lichts, all jene Systeme ruhig, die der Fortpflanzung dienen. Dies reicht von Vorgängen im Gehirn über die in der Hirnanhangsdrüse bis zu denen der Keimzellen. So wird Energie eingespart, die unnötig, ja kontraproduktiv eingesetzt würde.

Den eindruckvollsten »Spareffekt« erzielt das Melatonin jedoch über das Absinken der Körpertemperatur. Daß unterkühlte Organe weniger schnell arbeiten, dafür aber – selbst wenn der Blutkreislauf unterbrochen ist –, länger überleben, ist ebenfalls seit Jahrzehnten bekannt und wird unter anderem in der Herzchirurgie genützt. Reduziert sich die Körpertemperatur, arbeiten gleichzeitig alle biologischen Systeme, die Wärme benötigen, langsamer. Dies trifft auf alle lebenden Zellen zu, da das Prinzip des Lebens, die Energiebildung, mit einer gewissen Wärmesynthese verbunden ist. Sinkt die Temperatur, so sinkt auch die Fähigkeit der Zelle, energiereiche Reaktionen durchführen zu können.

Dieser klassische Hibernisationseffekt wird eine hohe Bedeutung in der Altersforschung bekommen: Hypotherme (unterkühlte) Zustände unterbrechen förmlich das frische Leben mit all seiner Degeneration und ermöglichen dem Körper, Reparaturvorgänge zu tätigen, die er im Hochgeschwindigkeitszustand nicht vornehmen kann. Auch hier bietet sich der Vergleich mit einem Motorfahrzeug an: Bei niedriger Geschwindigkeit ist es leichter, auch am noch fahrenden Auto kleine Schäden an Scheibenwischer oder Außenspiegel zu richten – Aktionen, die bei höherer Geschwindigkeit vollkommen unmöglich wären. Deshalb reduziert automatisch jeder Autofahrer die Geschwindigkeit, wenn er während der Fahrt kleine Korrekturen an seinem Fahrzeug vornehmen muß.

Im Alter schwindet die Fähigkeit des Körpers, seine nächtliche Temperatur zu senken: ein folgenschweres Defizit, das in der Medizin noch viel zuwenig berücksichtigt wurde! Durch eine Melatoninzufuhr gelingt es, den nächtlichen »Kühlschrankeffekt« wiederherzustellen und damit dem Alterungsprozeß zumindest für die Stunden der Nacht eine langsamere Geschwindigkeit vorzugeben. Allerdings ist es gerade dabei wichtig, den Magen und den Darmtrakt leer zu halten, um den temperaturabsenkenden Effekt wirklich zu erreichen. Muß nach einer nächtlich verzehrten Mahlzeit der Körper diese verdauen, so wird er auf die temperatursenkenden Signale des Melatonins nicht hören, sondern seine biochemischen Verdauungsreaktionen durchführen, womit genau das Gegenteil erreicht wird, nämlich Energiegewinnung und Körpertemperaturanstieg.

## *Melatonin schützt Kreislauf und Herz*

Das Adrenalin ist ein Gegenspieler des Melatonins und in seiner chemischen Struktur diesem vergleichbar. Es ist das »Energiehormon«, das den Körper überall dort mit Kraft versorgt, wo er sie gerade benötigt, in Situationen der Gefahr, der körperlichen Anstrengung und des Stresses, in Momenten also, die bekanntlich lebensverkürzend wirken. Die adrenalinvermittelten körperlichen Leistungen verschleißen viel Energie und gehen vor allem mit einer Erhöhung des Blutdruckes, der Herzfrequenz und des Zuckerverbrauches einher. Auch auf dieser Ebene wirkt das Melatonin dem hohen Energiekonsum entgegen: Es senkt die Streßhormone, reduziert den Blutdruck und schützt damit das Herz. Herz- und kreislaufkranke Menschen haben vor allem in der Nacht einen niedrigen Melatoninspiegel und entwickeln dementsprechend vor allem nachts einen hohen Blutdruck und andere Herz-Kreislauf-Komplikationen. Derzeit werden klinische Untersuchungen durchgeführt, die nicht nur den Zusammenhang zwischen Melatonin und Streßsymptomen bestätigen sollen – denn der ist ja bekannt –, sondern die überprüfen, ob bei herz-kreislauf-geschwächten Menschen das Melatonin vorbeugend zur Behandlung eingesetzt werden kann.

Da das Melatonin auf alle unsere Systeme beruhigend, reduzierend, »einschläfernd« wirkt, ist sein schlafvermittelnder Effekt verständlich. Unmittelbar vor dem Schlafen eingenommen, können 0,5–1 mg Melatonin (diese geringe Dosierung genügt in den meisten Fällen) die Schlafqualität entscheidend verbessern, was als klinischer Ausdruck dafür gewertet werden kann, daß es in der Nacht dem Körper tatsächlich gelingt, auf Sparflamme zu gehen und so auch den Alterungsprozeß während der Nacht zu blockieren. Allerdings können verschiedene Medikamente das Melatonin in seiner Freisetzung stören. Alkohol und Nikotin gehören zu den großen Gegenspielern des Melatonins, da sie nicht nur den Körper stimulieren (und im Falle des Alkohols auch mit viel Energie versorgen), sondern weil beide Stoffe die Bildung des Melatonins aus dem Serotonin in der Epiphyse verhindern. Gleiches gilt übrigens auch für das Aspirin, welches ebenfalls die Melatoninbildung unterdrückt; aber auch bestimmte Medikamente, wie Calcium-Antagonisten und Beta-Blocker, schaffen im Körper einen Melatoninmangel. Menschen, die mit diesen Therapeutika behandelt werden, können mitunter schlecht schlafen. Der Melatoninmangel ist die Erklärung dafür.

Das Melatonin stellt viele körperliche Funktionen ruhig. Der Organismus fährt langsamer und hat dadurch Zeit, über Nacht jene Systeme zu reparieren, die am Tag beschädigt oder abgenutzt wurden. Dazu bedient er sich vor allem der weißen Blutzellen, die als Polizisten in unserem Körper Schadstellen aufsuchen, sie ausbessern oder, wenn dies unmöglich ist, die ganze Zelle zerstören. Vor kurzem wurde bekannt, daß Melatonin in der Lage ist, sich an T-Lymphozyten zu binden und damit ihre Aktivität zu beeinflussen. Dies hängt allerdings von der Blutkonzentration des Melatonins im Blut ab. Ist sie gering, so binden sich nur wenig Melatoninmoleküle an die Lymphozyten. Ist in der Nacht das Melatonin ausreichend vorhanden, so kann es diese weitgehend noch unbekannte immunologische Funktion wahrnehmen. Details von dieser in der Vergangenheit nicht für möglich gehaltenen Aufgabe des Melatonins werden erst langsam bekannt: Melatonin stimuliert die weißen Blutzellen, bestimmte Hormone zu produzieren, die für die Blutbildung notwendig sind. Dadurch können zerstörte Blutzellen unter dem Einfluß des Melatonins neu aufgebaut oder nachgebildet werden.

### *Melatonin und Entstehung von Krebs*

Wenn sich unter dem Einfluß des Melatonins Zellen langsamer teilen und Gewebe nicht mehr so schnell wächst, so hat dies zweifellos auch seine Bedeutung bei der Entstehung von Krebs, der sich ja durch ein ungehemmt schnelles Zellwachstum auszeichnet. Beim Prostatakarzinom konnte man als erstes den Einfluß des Melatonins auf die Tumorentstehung aufzeigen. Patienten mit dieser Krebsform haben deutlich niedrigere Melatoninspiegel als gesunde Männer in der gleichen Alterskategorie. Dies war nicht erstaunlich, da man ja schon seit längerer Zeit wußte, daß Melatonin die Hormonproduktion der Frau, aber auch des Mannes reduziert. Das Testosteron des Hodens ist für die Entwicklung und für die Entstehung des Prostatakarzinoms von großer Wichtigkeit. Durch seine Fähigkeit, in den männlichen Keimdrüsen die Testosteronbildung zu verlangsamen, hat sich das Melatonin wahrscheinlich die Fähigkeit erworben, vor hormonabhängigen Tumoren, wie das Prostatakarzinom eines ist, zu schützen. Die Situation ist allerdings komplexer und soll nicht simplifiziert werden: Nicht jeder Mann mit einem hohen Melatoninspiegel ist vor dem Prostatakarzinom geschützt, genauso wie nicht jeder Mann mit einem niedrigen Melatoninspiegel an diesem Tumor erkrankt. Allerdings ist die Tendenz durch zahlreiche unabhängige Untersuchungen bestätigt worden: Ein niedriger nächtlicher Melatoninspiegel ist ein zusätzlicher Risikofaktor für die Ausbildung dieses Krebses.

Ob für den zweiten hormonabhängigen Tumor das gleiche gilt, wird derzeit nur vermutet, wiewohl manches dafür spricht: Frauen, die ein Mammakarzinom (Brustkrebs) entwickeln, zeigen in der Nacht ebenfalls einen niedrigeren Melatoninspiegel auf als ihre gesunden Altersgenossinnen.

Die krebsschützende und gefäßprotektive Wirkung des Melatonins hat wahrscheinlich noch andere Ursachen: Wie das Vitamin C, die Ascorbinsäure, des Vitamin E und das Östradiol ist das Melatonin in der Lage, freie Radikale zu binden, die die Ursache der Zellzerstörung und des Alterungsprozesses sind. Das Melatonin ist ein so kleines Molekül, daß es auch in jene Zellen und Zellzwischenräume eindringen kann, in die z. B. das Vitamin E nur schwer hineinkommt. Vor allem in bestimmten Hirnanteilen, aber auch in der Gefäßwand selbst ist es mitunter derartig eng, daß nur Kleinstmoleküle eindringen können; dazu zählt das Melatonin, das auch auf engsten Raum die noch kleineren, tödlichen Radikale sucht, findet und auch abbindet.

Damit ist der alterungsverzögernde Effekt des Melatonins ein doppelter: Einerseits stellt es die Kraft- und Energiesysteme unseres Körpers ruhig und verhindert damit den massiven Elektronenfluß, der ein Hauptgrund für die Entstehung besagter freier Radikale ist. Andererseits ist es zudem in der Lage, diese Radikale, sind sie einmal entstanden, abzubinden und zu neutralisieren. Der Anti-ageing-Effekt des Melatonins verstärkt sich auf diese Weise.

Noch ein dritter Punkt kommt hinzu. Unser Körper hat komplizierte Systeme geschaffen, um die unweigerlich entstehenden Radikale unschädlich zu machen; es handelt sich dabei um eigene Enzymsysteme, die diese altersbeschleunigenden Todespartikel abbinden. Das wichtigste dieser Einfangenzyme, die Hydroxylperoxydase, wird vom Melatonin stimuliert.

Viel spricht dafür, daß der Alterungsprozeß tatsächlich ein physikalischer Prozeß ist – wie ja unser gesamter Organismus der Physik und auch der Elektronik unterworfen ist. Elektronenübertragungen spielen bei physikalischen Prozessen eine wichtige Rolle und sind in unserem Körper die Voraussetzung für das Leben; allerdings lösen sie auch das Altern aus. Das »Hormon der Nacht«, das Melatonin, wirkt den aktiven Vorgängen des Tages entgegen, es verlangsamt den Elektronenfluß und mindert zwar unsere Leistungskapazität, die ja in der Nacht nicht gefragt ist, dafür verringern sich aber die Radikale, ja, darüber hinaus fängt das Melatonin diese noch ein.

Zu den aktivitätsstimulierenden Systemen unseres Körpers gehören auch die Prostaglandine, fettsäurenartige Verbindungen, die überall dort auftreten, wo sich der Körper gegen Verletzungen wehrt. Wo Prostaglandine im Spiel sind, ist auch viel Aufwand, ist große Energie gefragt. Verletzungen und Traumatisierungen gibt es heute Gott sei Dank im normalen Alltag weniger als vor 5000 Jahren, trotzdem arbeiten die Prostaglandine mit der gleichen Aktivität. Das Melatonin scheint auch in diese Prostaglandinsynthese modifizierend einzugreifen: Nicht, daß es dieses Verteidigungssystem stillegen würde; es reduziert nur dessen

Aktivitätskreis, wenn keine Gefahr droht und die volle Prostaglandinsynthese nicht notwendig ist. Möglicherweise sind die Prostaglandine auch an der Entstehung der Migräne beteiligt; nach ersten Berichten scheint auch die Melatoninproduktion bei Menschen, die an Migräne leiden, gestört zu sein. Damit würde sich – neben möglichen anderen Interaktionen zwischen Migräne und Melatonin – der Kreis zu den Prostaglandinen schließen.

Obwohl das sogenannte Pinealhormon Melatonin mit dem Alter absinkt, kann man andererseits doch die Melatonineigenproduktion des Körpers anregen. Vor allem der Verzicht auf Alkohol und Nikotin, abends konsumiert, scheint für eine intakte nächtliche Melatoninproduktion wichtig zu sein, wobei die Unterdrückung des Hormons durch die Genußgifte noch Wochen nach dem Beginn einer Alkoholabstinenz nachwirken kann. Die Reduktion der abendlichen Kalorieneinnahme läßt das Melatonin ebenso ansteigen wie eine nicht übertriebene abendliche körperliche Betätigung. Es ist eine Erfahrung, die jeder von uns selbst schon gemacht hat: Je bescheidener das Abendessen ausfällt, desto besser schläft man. Wenn man zusätzlich noch einen Abendspaziergang macht, so ist dies der Schlafqualität ebenfalls förderlich. eine Erklärung für diese positiven Effekte scheint auch beim Melatonin zu liegen.

So können Sie gezielt die Eigenproduktion des Melatonins in Ihrem Körper anregen und unterstützen und auf diese Weise den Alterungsvorgängen entgegenwirken.

## *Dehydroepiandrosteron (DHEA)*

Auch das Dehydroepiandrosteron (DHEA) scheint, ähnlich dem Melatonin, ein »ökonomisches Hormon« zu sein, das den Körper vor unnötiger Energievergeudung schützt und damit sein Leben verlängert. Wie das Epiphysenhormon Melatonin der Gegenspieler von Serotonin und Adrenalin, den stimulativen Neurotransmittern, ist, hält das Dehydroepiandrosteron ein anderes, nämlich das klassische Streßhormon Kortison, in Schach. Auch das DHEA wird wie das Kortison in der Nebenniere gebildet und steht unter der gleichen Steuerung durch die Hypophyse (Hirnanhangsdrüse). Die Parallelität im Bindungsort und im Freisetzungsmuster symbolisiert bereits, daß es sich bei diesen Hormonen um einen Ying-Yang-Mechanismus handelt: Das Kortison vergeudet Energie, falls dies für den Organismus von Vorteil ist, das DHEA schaltet den Körper auf Sparkurs, wenn keine großen Aktivitäten notwendig sind.

Energieverbrauch und Altern sind in unserem Körper unweigerlich verbunden. Während das Melatonin die Wirkung kleiner energievermittelnder Partikeln in der Zelle schmälert, greift das DHEA direkt am Energiekraftwerk unseres Körpers ein, an den Mitochondrien. Diese Zellbestandteile versorgen unseren Körper mit jener Energie, die Voraussetzung für jede biologische Regung ist, für Muskelkontraktionen, Sinneseindrücke und Nervenaktivitäten.

Das DHEA stellt das Kraftwerk unserer Zelle auf eine energiesparende Gangart um. Die Energiebilanz sinkt zwar, allerdings leben die Kraftwerke, die Zellen, länger, denn jene freien Radikale, die das Erbgut, die Blutgefäße, Enzyme und Blutfette attackieren und sie letzten Endes zerstören, werden zurückgedrängt. Damit wird das DHEA – ähnlich wie das Melatonin – in die grundsätzliche Entstehung der Alterungsprozesse involviert: Es reduziert die Schnelligkeit biologischer Reaktionen, spart Energie (wenn auch auf Kosten der Leistung, die allerdings nicht immer in diesem Ausmaß notwendig ist) und verhindert vor allem die unkoordinierte Aktivität von Elektronen als freie Radikale.

Den für den Organismus offensichtlich ganz wichtigen ökonomisierenden Energieeffekt bewirkt das DHEA auch in einer anderen biologischen Reaktion: Das Dehydroepiandrosteron unterdückt jenes Enzym, das die Protonen und Elektronen für die Mitochondrien vorbereitet, nämlich die Glukose-6-Phosphat-Dehydrogenase, die normalerweise aus Glukose Ribose herstellt und als zusätzliche Leistung Wasserstoff in eine Form bringt, die dann zu den Kraftwerken der Zellen transportiert werden. Lange hat man diese Bereitstellung von energiereichem Wasserstoff für einen Nebeneffekt der Zuckerumwandlung gehalten. Heute weiß man, daß sie Voraussetzung ist, um die Grundenergie unseres Körpers zu bilden.

Das DHEA verhindert bzw. reduziert die Bereitstellung dieser wasserstoffaktivierten Verbindung und drosselt damit das Kraftwerk unserer Zelle in zweifacher Weise.

Die vom DHEA niedrig gehaltenen aktivierten

Sauerstoffverbindungen sind nicht nur für die Energieherstellung in den Mitochondrien notwendig, sondern auch für das Anlegen von Energiereservoirs in den Zellen: Um aus kleinen Kohlenstoffteilen Fettsäuren herstellen zu können, bedarf es eines hohen Energieaufwandes, für den ebenfalls die aktivierten Wasserstoffverbindungen, die vom Melatonin unterdrückt werden, notwendig wären. Kann die Fettzelle über sie nicht verfügen, so ist sie nicht in der Lage, aus kleinen Verbindungen große Fetttropfen zu bilden. Dies ist eine Erklärung dafür, warum das DHEA fettreduzierend wirkt. Es verhindert die Synthese des Fettes in den Adipozyten. Umgekehrt regt es jene Enzyme, biochemischen Scheren vergleichbar, an, die Fettsäuren verschneiden. Die dadurch freiwerdende Energie verpufft als Wärme.

Der Alterungsprozeß des Menschen geht mit einer Veränderung des körperlichen Erscheinungsbildes einher, so daß man schon über weite Distanz einen jungen von einem älteren Menschen zu unterscheiden vermag. Die abnehmende Produktion von DHEA spiegelt das im Alter zunehmende Unvermögen des Körpers, Fett abzubauen und seine Akkumulation zu verhindern.

Beides aber vermag eben das DHEA. Das Bewahren der jugendlichen Körpersilhouette ist allerdings nur ein Nebeneffekt des DHEA. Wichtiger ist wahrscheinlich seine bremsende Wirkung auf den Gesamtorganismus, vor allem deshalb, weil es dem Streßhormon Kortison, das naturgemäß vermehrt Energie benötigt, entgegenwirkt.

Das Kortison peitscht – streßbedingt – unser Herz-Kreislauf-System auf. Der Blutdruck steigt, die Pulsfrequenz nimmt zu, Phänomene, die uns von Streßsituationen bekannt sind. In direkter Weise arbeitet das DHEA dieser Kortisonwirkung entgegen. Wahrscheinlich ist dies auch eine Erklärung, warum bei Menschen mit Herz-Kreislauf-Erkrankungen der DHEA-Spiegel niedriger ist als bei gesunden Altersgenossen. Erhärtet wird diese Vermutung durch den Gegenbeweis: Erhöht man bei Menschen nach einem Herzinfarkt den DHEA-Spiegel nur um 1μg/ml Serum, so führt dies zu einer um 50 Prozent besseren komplikationsfreien Überlebenszeit.

Nicht nur am Herzen und in den Blutgefäßen, auch im Gehirn ist das DHEA der Gegenspieler des Streßhormons Kortisol, das, wenn es vermehrt in gewisse Nervenabschnitte unseres Gehirns gelangt, zerstörend wirken kann. Das DHEA verstärkt die Gedächtnisbrücken und hat gleichzeitig einen neutrotropen, das heißt einen schützenden und ernährenden Effekt für die Nervenzellen, was für die Altersforschung noch von hoher Bedeutung werden wird.

Hervorzuheben ist auch der hohe Stellenwert, den das DHEA für das Gehirn hat. Bestimmte Hirnzellen können, ähnlich wie die Nebenniere und der Eierstock, DHEA selbstständig produzieren. Auch hier denkt die Medizin um: Vor kurzer Zeit vertrat man noch die Meinung, daß nur große Drüsen, wie Nebennieren, Eierstöcke oder Hoden, Geschlechtshormone freisetzen können. In der Zwischenzeit weiß man, daß auch Nervenzellen in der Lage sind, bestimmte Steroidverbindungen selbstständig zu produzieren – ein Hinweis darauf, wie wichtig dieses Hormon für die Gehirnzellen ist. Das Dehydroepiandrosteron gehört zu jenen Steroidverbindungen, die Gliazellen unseres Gehirns selbständig synthetisieren. Dabei ist eine Beobachtung von besonderem Interesse: Während in unserem Körper der Spiegel des Dehydroepiandrosterons nur geringfügig schwankt, steigt er im Gehirn während der Nachtstunden auffallend hoch an, als wollte er förmlich die Nervenzellen vor dem Kortisol, das ebenfalls in der Nacht, allerdings nur aus der Nebenniere kommend, den Körper überflutet, schützen.

Die Rolle eines Gegenspielers kommt dem DHEA auch im Immunsystem zu: Die weißen Blutkörperchen entwickeln sich in zwei Richtungen, die unterschiedliche Aufgaben wahrnehmen. Das Kortisol führt die T-Lymphozyten in die eine, das DHEA in die andere Richtung. Auch diese Beobachtung unterstreicht, daß das Dehydroepiandrosteron ein biologisch wichtiger Antipode des stärksten Streßhormons unseres Körpers, des Kortisols, ist.

Normalerweise zirkuliert das DHEA in gebundener Form als Sulfat in unserem Körper und erreicht bei 30- bis 40jährigen Menschen eine Konzentration von 2–6 µg/ml. Von der Pubertät an fällt es kontinuierlich ab und liegt im Alter oft unter 1 µg/ml, während – und dies ist für den Alterungsprozeß von besonderer Brisanz – das Streßhormon mehr oder weniger gleich bleibt. Schon aus diesem Grund ist eine Zufuhr des DHEA sinnvoll, wenn es in zu niedriger Konzentration vorliegt und Beschwerden verursacht. Ähnlich wie andere Hormone kann das DHEA als Kapsel zugeführt werden, 30 mg pro Tag genügen in den meisten Fällen, um ein Defizit auszugleichen. Die richtige Dosierung kann man durch eine Blutuntersuchung leicht kontrollieren. Aber auch als Salbe wird das DHEA transdermal appliziert; dabei umgeht man nicht nur, wie bei anderen Hormonen, die Leber, sondern nützt gleichzeitig den fettmobilisierenden Effekt dieses Hormons an jenen Körperstellen aus, wo man das Fettgewebe verringern möchte.

Neben seiner Rolle als Gegenspieler des Kortisols hat das DHEA noch eine zweite große Aufgabe, die ebenfalls mit dem Alterungsprozeß zusammenhängt: Es ist die Muttersubstanz vieler anderer Hormone, die unser Körper ebenfalls benötigt: der Androgene und auch der Östrogene. Deswegen ist das DHEA jene Steroidverbindung, die in höchster Konzentration in unserem Körper vorkommt: Kein anderes Steroidhormon durchfließt in so hoher Menge unseren Organismus wie das DHEA. Die Ursache dafür liegt eben in der »Reservoir«-Funktion dieses Hormons: Es dient offensichtlich zahlreichen Zellen, andere Hormone, wie z. B. das Testosteron oder das Östradiol, aus dem DHEA zu synthetisieren. Damit wird man in Zukunft wahrscheinlich eine neue Form der Hormonsubstitution anbieten können: Man stellt dem Organismus eine Muttersubstanz, wie es das eine DHEA ist, zur Verfügung und überläßt es dann den einzelnen Geweben, daraus jene Hormonverbindungen zu bilden, die sie benötigen.

## *Das Wachstumshormon Somatotropin*

Das Wachstumshormon wird in der Hirnanhangsdrüse (Hypophyse) gebildet und ist eines von fünf Hormongruppen, die im Hypophyse-Vorderteil hergestellt werden. Fast die Hälfte dieser Zellen bilden ausschließlich das Wachstumshormon, was die Wichtigkeit dieses Signalstoffes unterstreicht. Das Somatotropin gehört zu den ganz alten Hormonen der Evolution auf unserem Planeten; seine Vorläufer sind älter als eine halbe Milliarde Jahre. Obwohl es im Laufe der Evolution eine Fülle von Aufgaben innehatte, reguliert es beim Menschen – wie der Name es bereits ausdrückt – das Wachstum zahlreicher Organe. Fehlt es in der Kindheit, so ist Zwergwuchs die Folge. Deshalb wird dieses Hormon auch bei Kindern, wenn es mangelt, großzügig eingesetzt.

Beim bereits erwachsenen Menschen war der Stellenwert des Wachstumshormons lange Zeit unklar, obwohl auch im Laufe des Lebens eines Erwachsenen das Wachstumshormon abnimmt und damit eine Reihe von Beschwerden auslösen kann. Das Wachstumshormon fördert den Einbau von Aminosäuren und Eiweiß in die Zelle und steuert damit all jene Prozesse, die zum Aufbau von Organen verwendet werden. Stickstoff ist ein wichtiger Bestandteil von Eiweiß; er kommt in jeder Aminosäure vor und wird unter dem Einfluß des Wachstumshormons vermehrt resorbiert und in die Zelle geschleust. Damit ist eine Voraussetzung – ähnlich wie bei den Pflanzen – für das Wachstum organischer Gewebe gegeben. Fehlt das Wachstumshormon, so ist die Eiweißsynthese gedrosselt, was sich zunächst an den Muskeln manifestiert: Sie werden kleiner, verlieren an Spannkraft und verändern dadurch natürlich auch die Zusammensetzung des menschlichen Körpers, da es zu einer Verschiebung des Fett-Muskel-Verhältnisses zuungunsten der Muskelmasse kommt. Da gleichzeitig das Wachstumshormon Fettsäuren abbaut, um sich auf diesem Wege die Energie für den Muskelaufbau zu holen, nimmt bei einem Mangel dieses Hormons die Fettmasse zu. Dies ist ein ähnlicher Effekt, wie man ihn beim Dehydroepiandrosteron-Sulfat sieht. Allerdings unterscheidet sich das Somatotropin vom DHEA durch seinen aktiven, den Muskel aufbauenden Effekt.

Für die Energiebereitstellung ist das Wachstumshormon von hoher Bedeutung. Das Somatotropin wirkt ähnlich wie die männlichen Hormone: Es zerschneidet in den Fettzellen die Fetttröpfchen, mobilisiert so freie Fettsäuren und schafft sich damit Energie für andere anabole Funktionen. Der übermäßige Fettansatz und die Degeneration des Muskelgewebes waren demnach die ersten Symptome, die auch bei erwachsenen Menschen auf einen Somatotropinmangel schließen ließen. Tatsächlich konnte man durch das Ausgleichen des Wachstumshormonmangels die Muskelstärke vergrößern und das Fettgewebe reduzieren.

Vor kurzem wurde eindrucksvoll demonstriert, daß nicht nur die Muskeln der Füße und der Hände, also der peripheren Organe, sondern auch der Herzmuskel selbst durch eine Wachstumshormongabe die Funktionen verbessern. Bei Patientinnen mit einer Herzmuskelschwäche wurde nach einer Wachstumshormonzufuhr tatsächlich eine deutliche Abnahme der Herzschwäche registriert. Ob man diese Therapie auch in Zukunft herzkranken älteren Menschen anbieten kann, muß durch weitere Untersuchungen überprüft werden. Sicher ist allerdings, daß die Zunahme des Muskels und die Abnahme des Fettgewebes eine Funktion des Wachstumshormons ist.

Aber nicht nur die Proteine des Muskels, auch die Eiweißmoleküle, welche Zellen untereinander verbinden und den Raum zwischen den einzelnen Zellverbänden ausfüllen, werden durch das Wachstumshormon stimuliert. Die sogenannte Spannkraft der Haut, der Turgor, hängt zweifellos vom Wassergehalt ab. Unter einer Somatotropinzufuhr konnte eine Zunahme des Gewebswassers festgestellt werden, was man zunächst auf den wassereinlagernden Effekt des Somatotropins zurückgeführt hat. Allerdings scheint auch dafür die Erklärung eine andere zu sein: Nicht das Wasser wird zwischen den Zellen gespeichert, sondern jene Verbindungsproteine, die den Zellverband verstärken und zwischen den einzelnen Zellen das für deren Funktion wichtige Wasser inkorporieren. Dadurch bekommt das Gewebe ein glatteres Aussehen, der Gewebsdruck steigt, und die Festigkeit der Haut nimmt auch optisch erkennbar zu. Denn auch in der Haut gibt es eine Schicht, die reich an jenen Proteinen ist, die man ansonsten in anderen Organen zwischen den Zellen findet. Eiweiß-Zucker-Verbindungen, die in der mittleren Hautschicht unterhalb der Epidermis in unterschiedlichem Maße synthetisiert werden, entscheiden nicht nur über die Hautelastizität, sondern sind auch Voraussetzung für die Bildung von Elastin und Kollagen, Bestandteilen, die mit über die »Jugend der Haut« entscheiden. Das Somatotropin besitzt die Fähigkeit, die »extrazellulare Matrix«, wie der Raum zwischen den Zellen heißt, mit Bindungsproteinen zu füllen und damit nicht nur den Kommunikationsaustausch zwischen den einzelnen Zellen zu verbessern, sondern auch die Festigkeit des Gewebes selbst.

Wahrscheinlich ist diese gewebsstützende Aufgabe des Wachstumshormons auch für die Verankerung der Zähne von Bedeutung; die Zellen des »kraniofazialen Kopfbereiches«, zu dem auch das Gebiß und die Zahnverankerung zählen, werden in der Kindheit und wahrscheinlich auch während der Schwangerschaft vom Wachstumshormon stimuliert, so daß man daraus auch auf die Bedeutung des Somatotropins für das Gebiß des erwachsenen Menschen rückschließen kann.

## *Diagnose des Wachstumshormonmangels*

Während man bei Kindern aufgrund der Symptome, aber auch aufgrund der Wachstumshormonspiegel-Messung leicht die Diagnose eines Somatotropinmangels stellen kann, ist die diesbezügliche Diagnose beim erwachsenen Menschen schwieriger: Ab dem 30. Lebensjahr kommt es zu einem kontinuierlichen Absinken des Somatotropins: nicht, weil die Hirnanhangsdrüse altert und funktionsärmer wird, sondern weil die Wachstumshormonsynthese durch Transmitter des Gehirns, durch das Somatostatin, eingebremst wird. Dieses nimmt im Alter zu und verringert die gleichbleibende Freisetzung des Wachstumshormons. Ob man das mit den zunehmenden Jahren immer weniger werdende Wachstumshormon ausgleichen soll, wird derzeit von der Medizin noch unterschiedlich beantwortet. Liegen allerdings Beschwerden vor, die auf einen Wachstumshormonmangel schließen lassen und ist das Somatotropin im Blut tatsächlich niedrig, so wird eine »therapeutische Probe« gerechtfertigt; bessert sich nach einer Wachstumshormonzufuhr das Beschwerdebild, ohne daß ein Nachteil entsteht, so ist eine diesbezügliche Therapie angeraten. Das Hauptsymptom eines Somatotropinmangels sind Müdigkeit, Abgeschlagenheit, Fettzunahme und Muskelabnahme, aber auch seelische Veränderungen, wie depressive Verstimmung und Soziophobie (man meidet die Gesellschaft von anderen Menschen). Die Messung des Wachstumshormonspiegels kann durch eine Blutuntersuchung erfolgen, wobei man allerdings nicht vergessen darf, daß die Bildung und die Freisetzung des Somatotropins einem Tagesrhythmus unterworfen sind: In den frühen Nachtstunden steigt es an, um wahrscheinlich aufgrund seines aufbauenden Wirkungsprofils die Schäden des Vortages zu beheben. In den frühen Morgenstunden sinkt es allerdings wieder ab, um dem Kortisol Platz zu machen, das frühmorgendlich ansteigt und die Menschen auf den Streß des kommenden Tages vorbereitet. Aufgrund dieser

Schwankungen ist es nicht immer leicht, durch eine einmalige Blutuntersuchung den tatsächlichen Somatotropinspiegel zu erfassen. Deshalb verwendet man »Stimulationstests«, mit deren Hilfe die Fähigkeit des Körpers, Somatotropin herzustellen, überprüft wird.

Auch beim Wachstumshormon gibt es Möglichkeiten, die eigene Produktion anzuregen: Da ein niedriger Zuckerspiegel im Blut zu einer verstärkten Ausschüttung des Somatotropins führt, kann man die nächtliche Wachstumshormonproduktion – und damit imitiert man den Tageszyklus der Natur – durch eine Reduktion der Abendmahlzeit stimulieren. Ähnlich wie das Melatonin steigt auch beim Verzicht auf das Abendessen durch die damit einhergehende Hypoglykämie das Wachstumshormon an. Aber auch eine mäßige sportliche Aktivität am Abend stimuliert die Wachstumshormonfreisetzung. Ersten Hinweisen zufolge können ganz kleine chemische Verbindungen, die nur aus wenigen Aminosäuren bestehen, die Wachstumshormonsekretion stimulieren. Auch dem Arginin wird dieser Effekt zugeschrieben. Arginin kommt vor allem im Fisch vor.

# Literaturhinweise

Da es sich bisweilen um neueste wissenschaftliche Erkenntnisse handelt, wurde auch für die einzelnen Kapitel ein Literaturbeleg erstellt.

*Allgemeine Literatur zum Thema*

BUDDECKE, E.: *Grundriß der Biochemie.* 6. Aufl., W. de Gruyter, Berlin/New York 1980.

FÜLLGRAFF, G., und D. PALM (Hrsg.): *Pharmakotherapie, Klinische Pharmakologie.* 6. Aufl., G. Fischer, Stuttgart 1986.

HUBER, JOHANNES: *Die Hormontherapie. Gesundheit, Jugendlichkeit, blühendes Aussehen.* 3. Aufl., Ariston Verlag, Kreuzlingen/München 1993.

HUBER, JOHANNES: *Kinderlos – warum? Antworten und Lösungen.* Ariston Verlag, Kreuzlingen/München 1991.

HUBER, JOHANNES: *Menschen »machen«. Menschliches Leben entsteht im Labor.* hpt-Verlagsgesellschaft, Wien 1989.

JORES, A., und H. NOWAKOWKSI: *Praktische Endokrinologie und Hormontherapie nichtendokriner Erkrankungen.* 4. überarb. u. erw. Aufl., G. Thieme, Stuttgart 1976.

KAPLAN, LEON: *Ein Mann bleibt ein Mann. Lösungen für sexuelle Probleme.* 5. Aufl., Ariston Verlag, Kreuzlingen/München 1995.

LUDVIK, W.: *Andrologie. Eine Einführung.* G. Thieme, Stuttgart 1976.

NACHTIGALL, LILA, und JOAN R. HEILMANN: *Östrogen. Was heutige sichere Therapie zu bewirken vermag.* Aktualisierte Neuausgabe: 11. Aufl., Ariston Verlag, Kreuzlingen/München 1997.

REIN/SCHNEIDER: *Einführung in die Physiologie des Menschen.* 16. Aufl., Springer, Berlin/Heidelberg/New York 1971.

SCHMIDT-MATTHIESEN, H., et al.: *Gynäkologie und Geburtshilfe.* F. K. Schattauer, Stuttgart/New York 1972.

SENGER, GERTI: *Was heißt schon frigid! Intimtatsachen, die auch jeder Mann kennen sollte.* 5. Aufl., Ariston Verlag, Kreuzlingen/München 1993.

SENGER, GERTI, mit JOHANNES HUBER: *Hormone – was sie sind und was sie bewirken.* Ariston Verlag, Kreuzlingen/München 1989.

### *Haut und Hormone*

BERARDESCA, E., FARINELLI, N., RABBIOSI, G., MAIBACH, H. I.: *Skin Bioengineering in the Noninvasive Assessment of Cutaneous Aging.* Dermatologica 1991; 182 (1): 1–6.

BERBIS, P., HESSE, S., PRIVAT, Y.: *Essential fatty acids and the skin.* Allerg. Immunol. Paris 1990 Jun; 22 (6): 225–31.

BERG, M.: *Epidemiological Studies of the Influence of Sunlight on the Skin.* Photodermatol. 1989 Apr; 6 (2): 80–4.

BOLOGNIA, J. L., BRAVERMAN, I. M., ROUSSEAU, M. E., SARREL, P. M.: Maturitas, 11 (1989) 295–304.

BOUKHRIS, R.: *Sex Hormones and the Skin.* J. Gynecol. Obstet. Biol. Reprod. Paris 1989; 18 (7): 831–42.

BRINCAT, M., WONG TEN YUEN, A., STUDD, J. W. W., MONTGOMERY, J., MAGOS, A. L., SAVVAS, M.: *Response of Skin Thickness and Metacarpal Index to Estradiol Therapy in Postmenopausal Woman.* Obstet. Gynecol. 1987; 70: 538.

BURD, D. A., SIEBERT, J. W., EHRLICH, H. P., GARD, H. G.: *Human Skin and Post-burn Scar Hyaluronan: Demonstration of the Association with Collagen and Other Proteins.* Matrix 1989 Aug; 9 (4): 322–7.

FAY, M. F.: *Indications and Applications for Iontophoresis.* Todays OR Nurse. 1989 Apr; 11 (4): 10–6.

FRASER, J. R., LAURENT, T. C.: *Turnover and Metabolism of Hyaluronan.* Ciba-Found.-Symp. 1989; 143: 41–53; discussion 53–9, 281–5.

GRATTAN, C., BURTON, J. L., MANKU, M., STEWART, C., HORROBIN, D. F.: *Essential Fatty Acid Metabolites in Plasma Phospholipids in Patients with Ichthyosis Vulgaris, Acne Vulgaris and Psoriasis.*

HORROBIN, D. F.: *Essential Fatty Acids in Clinical Dermatology.* J. Am. Acad. Dermatol. 1989 Jun; 20 (6): 1045–53.

KING, S. R., HICKERSON, W. L., PROCTOR, K. G.: *Beneficial Actions of Exogenous Hyaluronic Acid on Wound Healing.* Surgery. 1991 Jan; 109 (1): 76–84.

LARK, M. R., GANGAROSA, L. P. SR.: *Iontophoresis: an Effective Modality for the Treatment of Inflammatory Disorders of the Temporomandibular Joint and Myofascial Pain.* Cranio. 1990 Apr; 8 (2): 108–19.

LOCH, E. G., PECH, A., KLUGE, A., WASMAYR, M.: *Sonographische »Haut-Signale«.* TW Gynäkologie 1991; 4: 308–319.

MACALUSO, R. A., KENNEDY, T. L.: *Antibiotic Iontophoresis in the Treatment of Burn Perichondritis of the Rabbit Ear.* Otolaryngol. Head Neck-Surg. 1989 Jun; 100 (6): 568–72.

OLSEN, E. A., DELONG, E.: *Transdermal Viprostol in the Treatment of Male Pattern Baldness.* J. Am. Acad. Dermatol. 1990 Sep; 23 (3 Pt 1): 470–2.

PRAWER, S. E., KATZ, H. I.: *Guidelines for Using Superpotent Topical Steroids.* Am. Fam. Physician. 1990 May; 41 (5): 1531–8.

SAMS, W. M. JR.: *Sun-induced Aging. Clinical and Laboratory Observations in Humans.* Clin. Geriatr. Med. 1989 Feb; 5 (1): 223–33.

SCHALLREUTER, K. U., WOOD, J. M.: *Free Radical Reduction in the Human Epidermis.* Free-Radic-Biol. Med. 1989; 6 (5): 519–32.

SRINIVASAN, V., SU, M. H., HIGUCHI, W. I., BEHL, C. R.: *Iontophoresis of Polypeptides: Effect of Ethanol Pretreatment of Human Skin.* J. Pharm. Sci. 1990 Jul; 79 (7): 588–91.

WEISS, J. S., ELLIS, C. N., HEADINGTON, J. T., TINCOFF, T., HAMILTON, T. A., VOORHEES, J. J.: *Topical Tretinoin Improves Photoaged Skin.* Jama, Jan 22/29, 1988; Vol 259, No 4, 527–532.

WHITMAN, M. M., HARNISH, D. C., SOPRANO, K. J., SOPRANO, D. R.: *Retinolbinding Protein mRNA is Induced by Estrogen in the Kidney But Not in the Liver.* J. Lipid. Res. 1990 Aug; 31 (8): 1483–90.

*Der Haarausfall – Effluvium capillorum*

BURKE, K. E.: *Hair Loss. What Causes It and What Can Be Done About It.* Postgrad. Med. 1989 May 1; 85 (6): 52–8, 67–73, 77.

COSKEY, R. J.: *Dermatologic Therapy.* December 1987 to December 1988. J. of the Am. Academy of Dermatol. Feb. 1990, Vol 22, No 2, Part 1: 231–238.

DE VILLEZ, R. L.: *The Therapeutic Use of Topical Minoxidil.* Dermatol. Clin. 1990 Apr; 8 (2): 367–75.

D'OVIDIO, R., DI PRIMA, T., DE PASQUALE, R., D'OVIDIO, F.: *A Critical Review of the Results of Clinical Experimentation With Topical Minoxidil 2%.* G. Ital. Dermatol. Venereol. 1990 Apr; 125 (4): V–IX.

GOLLNICK, H., BLUME, U., ORFANOS, C. E.: *Adverse Drug Reactions On The Hair.* Zeitschr. für Hautkrankh. 65 (12): 1128–1134.

HERTEL, H., GOLLNICK, H., MATTHIES, C., BAUMANN, I., ORFANOS, C. E.: *Niedrig dosierte Retinol- und L-Cystin-Kombinationen bessern die Alopezie vom diffusen Typ nach peroraler Langzeitapplikation.* Hautarzt 1989; 40: 490–495.

KESSELS, A. G., CARDYNAALS, R. L., BORGER, R. L., GO, M. J., LAMBERS, J. C., KNOTTNERUS, J. A., KNIPSCHILD, P. G.: *The Effectiveness of the Hairrestorer »Dabao« in Males With Alopecia Androgenetica. A Clinical Experiment.* J. Clin. Epidemiol. 1991; 44 (4–5): 439–47.

LUDWIG, E.: *Classification of the Types of Androgenetic Alopecia (Common Baldness) Occurring in the Female Sex.* Br. J. of Dermatol. 1977; 97: 247.

MITCHELL, A. J., DOUGLASS, M. C., DETROIT, M. D.: *Topical Photochemotherapy for Alopecia Areata.* J. Am. Acad. Dermatol 1985; 12: 644–649.

NOTO, G., MANESCHI, F., PALISI, F., PRAVATA, G., ARICO, M.: *Usefulness and Limitations of the Evaluation of Sex-Hormone-Binding Globuline in Women With a Female Pattern of Androgen-induced Baldness.* G. Ital. Dermatol. Venereol. 1989 Sep; 124 (9): 389–91.

OLSEN, E. A.: *Alopecia: Evaluation and Management.* Prim. Care, 1989 Sep; 16 (3): 765–87.

PICHL, J., SCHELL, H.: *Endocrinologic Diagnosis in Hirsutism and Androgenetic Alopecia in Women.* Z. für Hautkr. 1990 Dec; 65 (12): 1103–4, 1109–11.

RAMSAY, I. D., RUSHTON, D. H.: *Reduced Serum Vitamin B 12 Levels During Oral Cyproterone-Acetate and Ethinyl-Oestradiol Therapy in Women with Diffuse Androgen-dependent Alopecia.* Clin. Exp. Dermatol. 1990 Jul; 15 (4): 277–81.

SCHELL, H.: *Evaluation of Therapeutic Hair Growth – Methods, Practicability, Problems.* Z. für Hautkrankh. 1990; 65 (12): 1080–1084.

TOSTI, A., MANUZZI, P., GASPONI, A.: *Thypopentin in the Treatment of Severe Alopecia Areata.* Dermatologica 1988; 177, 170–174.

WÜSTNER, H., ORFANOS, C. E.: *Alopecia androgenetica und ihre Lokalbehandlung mit östrogen- und corticosteroidhaltigen Externa.* Z. für Hautkr. 1974; 49 (20): 879–888.

*Die Akne*

BRAUNSTEIN, WILSON, B.: *Acne Vulgaris.* Primary Care, Sept. 1989, Vol 16, No 3, 695–712.

CALIFANO, L., CANNAVO, S., SIRAGUSA, M., GIARDI, R.: *Experience in the Therapy of Acne With Topical Administration of Spironolactone As an Antiandrogen.* Clin. Ter. 1990 Nov 15; 135 (3): 193–9.

DE GROOT, A. C., ESHUIS, H., STRICKER, B. H.: *Inefficacy of Oral Contraception During Use of Minocycline.* Ned. Tijdschr. Geneeskd. 1990 Jun 23; 134 (25): 1227–9.

GARRETT, A. B., DUFRESNE, R. G. JR., RATZ, J. L., BERLIN, A. J.: *Carbon Dioxide Laser Treatment of Pitted Acne Scarring.* J. Dermatol. Surg. Oncol. 1990 Aug; 16 (8): 737–40.

GOLLNICK, H., GRAUPE, K.: *Azelainsäure in der Behandlung der Akne.* J. of Dermatol. Treatment 1989; 1, 27–30.

LEVELL, M. J., CAWOOD, M. L., BURKE, B., CUNLIFFE, W. J.: *Acne Is Not Associated With Abnormal*

*Plasma Androgens.* Br. J. Dermatol. 1989 May; 120 (5): 649–54.

MEFFERT, H., GAUNITZ, K., GUTEWORT, T., AMLONG, U. J.: *Therapy of Acne With Visible Light. Decreased Irradiation Time By Using a Blue-light High Energy Lamp.* Dermatol. Monatsschr. 1990; 176 (10): 597–603.

MICHAELSSON, G.: *Decreased Concentration of Selenium in Whole Blood and Plasma in Acne Vulgaris.* Letter. Acta Derm. Venereol. Stockh. 1990; 70 (1): 92.

NAZZARO-PORRO, M., PASSI, S., PICARDO, M., BREATHNACH, A., CLAYTON, R., ZINA, G.: *Beneficial Effect of 15% Azelaic Acid Cream on Acne Vulgaris.* Br. J. of Dermatol. 1983; 109, 45–48.

RAAB, W.: *Photoprotektive Wirkung von Betacarotin.* TW Dermatologie 1991; 21, 187–201.

REDMOND, G. P., BERGFELD, W. F.: *Treatment of Androgenic Disorders in Women: Acne, Hirsutism, and Alopecia.* Celve. Clin. J. Med, 1990 Jul/Aug; 57 (5): 428–32.

SBANO, E., ALTAMURA, V., GALASSO, F., CAPILUNGO C.: *Sexual Hormones and Acne in Adolescent Women.* G. Ital. Dermatol. Venereol. 1990 Sep; 125 (9): 363–7.

SCHACHNER, L., PESTANA, A., KITTLES, C.: *A Clinical Trial Comparing the Safety and Efficacy of a Topical Erythromycin-Zinc Formulation With a Topical Clindamycin Formulation.* J. Am. Acad. Dermatol. 1990; 22: 489–95.

SCIARRA, F., TOSCANO, V., CONCOLINO, G., SILVERIO, F. D.: *Antiandrogens: Clinical Applications.* J.

Steroid Biochem. Molec. Biol. 1990, Vol 37, No 3: 349–362.

SHAW, J. C.: *Spironolactone in Dermatologic Therapy.* J. Am. Acad. Dermatol. 1991; 24: 236 – 43.

VINCENS, M., MERCIER-BODARD, C., MOWSZOWICZ, I., KUTTENN, F., MAUVAIS-JARVIS, P.: *Testosterone-Estradiol Binding Globulin (TeBG) in Hirsute Patients Treated With Cyproterone Acetate (CPA) And Percutaneous Estradiol.* J. Steroid. Biochem. 1989 Oct; 33 (4 A): 531–4.

*Der Hirsutismus*

AMICE, V., BERCOVICI, J. P., NAHOUL, K., HATAHET, M. H., AMICE, J.: *Increase in H. Y. Antigen-Positive Lymphocytes in Hirsute Women: Effects of Cyproterone Acetate and Estradiol Treatment.* J. Clin. Endocrinol. Metab. 1989 Jan; 68 (1): 58–62.

BRECKWOLDT, M., ZAHRADNIK, H. P., WIEACKER, P.: *Hirsutism, its Pathogenesis.* Hum. Reprod. 1989 Aug; 4 (6): 601–4.

BUDEC, M., PJEVIC, M.: *The Insulin Response to Oral Glucose, Concentrations of Total Cholesterol, Triglycerides and Uric Acid in Women With Idiopathic Hirsutism.* Exp. Clin. Endocrinol. 1989; 94 (3): 300–4.

CUMMING, D. C., JAMES, C. Y., REBAR, R. W., YEN, S. S. C.: *Treatment of Hirsutism With Spironolactone.* Jama, March 5, 1982, Vol 247, No 9: 1995–1998.

CUSAN, L., DUPONT, A., BELANGER, A., TREMBLAY, R. R., MANHES, G., LABRIE, F.: *Treatment of Hirsutism With the Pure Antiandrogen Flutamide.* J. A. Acad. Dermatol. 1990 Sep; 23 (3 Pt 1): 462–9.

FOGH, H., WORM, A. M., FORKERT, B., BENNETT, P.: *Androgens in Hirsute Women Referred For Electroepilation.* Acta Derm. Venereol. Stockh. 1989; 69 (2): 179–82.

HATCH, R., ROSENFIELD, R. L., KIM, M. H., TREDWAY, D.: *Hirsutism: Implications, Etiology, and Management.* Am. J. Obstet. Gynecol. Aug. 1, 1981: 815–830.

JASONNI, V. M., BULLETTI, C., NALDI, S., DICOSMO, E., CAPPUCCINI, F., FLAMIGNI, C.: *Treatment of Hirsutism By an Association of Oral Cyproterone Acetate and Transdermal 18 Beta-Estradiol.* Fertil. and Steril. 1991 Apr; 55 (4): 742–5.

LISSAK, A., SOROKIN, Y., CALDERON, I., DIRNFELD, M., LIOZ, H., ABRAMOVICI, H.: *Treatment of Hirsutism With Cimetidine: A Prospective Randomized Controlled Trial.*

MATHUR, R., MOODY, L. O., LANDGREBE, S., WILLIAMSON, H. O.: *Plasma Androgens And Sex Hormone Binding Globulin in the Evaluation of Hirsute Females.* The Am. Fert. Society, Vol 35, No 1, Jan. 1981: 29–35.

MCLELLAN, A. R., RENTOUL, J., MCKIE, R., MCINNES, G. T.: *Lack of Effect of Spironolactone On Hair Shaft Diameter in Hirsute Females.* Postgrad. Med. J. 1989 Jul; 65 (767): 459–62.

PICHL, J., SCHELL, H.: *Hirsutism and Male Pattern Baldness in Women – Endocrinological Diagnosis.* Zeitschrift für Hautkrankheiten 65 (12): 1103–111.

PUGEAT, M., ELMIDANI, M., DECHAUD, H., GAROSCIO-CHOLET, M., LEJEUNE, H., TOURNIAIRE, J.: *Treatment of Hirsutism With Spironolactone And Progestagen Combination.* Presse-Med. 1990 Oct 13; 19 (33): 1529–32.

SHAW, J. C.: *Spironolactone in Dermatologic Therapy.* J. Am. Acad. Dermatol. 1991 Feb; 24 (2 Pt 1): 236–43.

VETR, M.: *Hirsutism – A Low Dose Spironolactone Therapy.* Acta. Univ. Palacki Olomuc Fac. Med. 1989; 122: 239–45.

WAGNER, R. F. JR.: *Physical Methods For the Management of Hirsutism Cutis.* 1990 May; 45 (5): 319–21, 325–6.

*Die Cellulite*

FRIEDRICH, E. G., KALRA, P. S.: *Serum Levels of Sex Hormones in Vulvar Lichen Sclerosis, And the Effect of Topical Testosterone.*

NÜRNBERGER, F.: *»Ich habe Zellulitis«.* Medical Tribune, 26. Jan. 1990, Nr. 4.

NÜRNBERGER, F.: *Subcutis und Haut im Laufe des Lebens (einschließlich der sogenannten Zellulitis).*

NÜRNBERGER, F.: *Neue Untersuchungsergebnisse bei der sog. Zellulitis.* Geburtsh. u. Frauenheilk. 1977, 37: 343–346. Georg Thieme Verlag, Stuttgart.

NÜRNBERGER, F., NEUMANN, F., MÜLLER, G.: *Hautstruktur und Sexualhormone.* Hautarzt 1976; 30, Suppl. 1: 164–168.

NÜRNBERGER, F., MÜLLER, G.: *So-called Cellulite: An Invented Disease.* J. Dermatol. Surg. Oncol. 1978; 4, 221–229.

NÜRNBERGER, F., MÜLLER, G.: *Subkutis und Haut im Alter.* Zeitschrift für Gerontologie 1974; 7: 410–421.

NÜRNBERGER, F., RIEDEL-PAULS, W., GRÄF, K. J., HASAN, S. H., MÜLLER, G.: *Status protrusus cutis und Sexualhormone beim Klinefelter-Syndrom.* Z. für Hautkr. 1979; 54 (2): 47–57.

*Übergewicht*

BLEVINS, G. T., HUANG, H. S., TANGOKU, A., MCKAY, D. W., RAYFORD, P. L.: *Estrogens Influence Cholecystokinin Stimulated Pancreatic Amylase Release and Acinar Cell Membrane Cholecystokinin Receptors in Rat.* Life-Sci. 1991; 48 (16): 1565–74.

BRAY, G. A.: *Treatment For Obesity: A Nutrient Balance/Nutrient Partition Approach.* Nutr. Rev. 1991 Feb; 49 (2): 33–45.

CAULEY, J. A., GUTAI, J. P., KULLER, L. H., LEDONNE, D., POWELL, J. G.: *The Epidemiology of Serum Sex Hormones in Postmenopausal Women.* Am. J. Epidemiol. 1989 Jun; 129 (6): 1120–31.

CSIZMADI, I., BRAZEAU, P., SERRI, O.: *Effect of Dietary Restriction and Repeated Growth Hormone-Releasing Factor Injections on Growth Hormone Response to Growth Hormone-Releasing Factor in Obese Subjects.* Metabolism. 1989 Oct; 38 (10): 1016–21.

DE MARINIS, L., MANCINI, A., FOLLI, G., D'AMICO, C., CORSELLO, S. M., SCIUTO, R., TOFANI, A., SAMBO, P., BARBARINO, A.: *Naloxone Inhibition of Postgrandial Growth Hormone Releasing Hormone-induced Growth Hormone Release in Obesity.* Neuroendocrinology. 1989 Nov; 50 (5): 529–32.

DE PERGOLA, G., GIAGULLI, V. A., GARRUTI, G., COSPITE, M. R., GIORGINO, F., CIGNARELLI, M., GIORGINO, R.: *Low Dehydroepiandrosterone Circulating Levels in Premenopausal Obese Women With Very High Body Mass Index.* Metabolism. 1991 Feb; 40 (2): 187–90.

DOURISH, C. T., RYCROFT, W., IVERSEN, S. D.: *Postponement of Satiety by Blockade of Brain Cholecystokinin (CCK-B) Receptors.*

FRIEDMAN, CH., KIM, M.: *Obesity and Its Effect on Reproductive Function.* Clin. Obstet. and Gynecol., Sep 1985, Vol 28, No 3, 645–663.

GLASS, A. R.: *Endocrine Aspects of Obesity.* Med. Clin. North Am. 1989 Jan; 73 (1): 139–60.

GUY-GRAND, B., APFELBAUM, M., CREPALDI, G., LEFEBVRE, P., GRIES, A., TURNER, P.: *International Trial of Long-term Dexfenfluramine in Obesity.* The Lancet, Nov. 1989; 1142–1145.

HARTZ, A. J., BARBORIAK, P. N., WONG, A., KATAYAMA, K. P., RIMM, A. A.: *The Association of Obesity With Infertility And Related Menstrual Abnormalities in Women.* Int. J. of Obesity 1979; 3, 57–73.

HILL, A. J., PEIKIN, S. R., RYAN, C. A., BLUNDELL, J. E.: *Oral Administration of Proteinase Inhibitor II From Potatoes Reduces Energy Intake in Man.* Physiol. Behav. 1990 Aug; 48 (2): 241–6.

HOHAN, P. F., IHNEN, J. S., LEVIN, B. E., CLEARY, M. P.: *Effects of Dehydroepiandrosterone Treatment in Rats With Diet-induced Obesity.* J. Nutr. 1990 Sep; 120 (9): 1103–14.

HOLST, N., JENSSEN, T. G., BURHOL, P. G., HAUG, E.: *Prolactin Response to Secretion During the Spontaneous Menstrual Cycle in Women.* Gynecol. Obstet. Invest. 1991; 31 (1): 37–41.

KANAYAMA, S., LIDDLE, R. A.: *Influence of Food Deprivation on Intestinal Cholecystokinin and Somatostatin.* Gastroenterology. 1991 Apr; 100 (4): 909–15.

KROTKIEWSKI, M., SEIDELL, J. C., BJORNTROP, P.: *Glucose Tolerance and Hyperinsulinaemia in Obese Women: Role of Adipose Tissue Distribution, Muscle Fibre Characteristics and Androgens.* J. Intern. Med. 1990 Oct; 228 (4): 385–92.

LINDEN, A., SODERSTEN, P.: *Relationship Between the Concentration of Cholecystokinin-like in Male Rats.* Physiol. Behav. 1990 Dec; 48 (6): 859–63.

MATHUR, R. S., MOODY, L. O., LANDGREBE, S. C., PERESS, M. R., RUST, P. F., WILLIAMSON, H. O.:

*Sex-hormone-binding Globulin in Clinically Hyperandrogenic Women: Association of Plasma Concentrations With Body Weight. Fertil. and Steril.* 1982; 38: 207–211.

MEITES, D.: *Role of the Neuroendocrine System in Aging.* Fiziol Zh. 1990 Sep/Oct; 36 (5): 70–6.

MEYER, B. M., WERTH, B. A., BEGLINGER, CH., HILDEBRAND, P., JANSEN, J., ZACH, D., ROVATI, L., STALDER, G.: *Role of Cholecystokinin in Regulation of Gastrointestinal Motor Functions.* The Lancet, July 1989, 12–15.

MOCCHEGIANI, E., PAOLUCCI, P., BALSAMO, A., CACCIARI, E., FABRIS, N.: *Influence of Growth Hormone on Thymic Endocrine Activity in Humans.* Horm. Res. 1990; 33 (6): 248–55.

MORTOLA, J. F., YEN S. S.: *The Effects of Oral Dehydroepiandrosterone on Endocrine-Metabolic Parameters in Postmenopausal Women.* J. Clin. Endocrinol. Metab. 1990 Sep; 71 (3): 696–704.

MUURAHAINEN, N. E., KISSILEFF, H. R., LACHAUSSEE, J., PI SUNYER, F. X.: *Effect of a Soup Preload on Reduction of Food Intake by Cholecystokinin in Humans.* Am. J. Physiol. 1991 Apr; 260 (4 Pt 2): R 672–80.

NESTLER, J. E., POWERS, L. P., MATT, D. W., STEINGOLD, K. A., PLYMATE, S. R., RITTMASTER, R. S., CLORE, J. N., BLACKARD, W. G.: *A Direct Effect of Hyperinsulinemia On Serum Sex Hormone-binding Globulin Levels in Obese Women With the Polycystic Ovary Syndrome.* J. Clin. Endocrinol. Metab. 1991 Jan; 72 (1): 83–9.

NG, T. B.: *Studies on Hormonal Regulation of Lipolysis And Lipogenesis in Fat Cells of Various Mammalian Species.* Comp. Biochem. Physiol. B. 1990; 97 (3): 441–6.

OROSCO, M., GOURCH, A., RODRIGUEZ, M., MARTINZE, J., JACQUOT, C., COHEN, Y.: *Comparative Activity of Two Cholecystokinin Analogues With Partial Agonist Activity: Effects on Food Intake And Brain Monoamines.* Peptides. 1990 Sep/Oct; 11 (5): 873–7.

PASQUALI, R., ANTENUCCI, D., CASIMIRRI, F., VENTUROLI, S., PARADISI, R., FABBRI, R., BALESTRA, V., MELCHIONDA, N., BARBARA, L.: *Clinical and Hormonal Characteristics of Obese Amenorrheic Hyperandrogenic Women Before And After Weight Loss.* J. Clin. Endocrinol. Metab. 1989 Jan; 68 (1): 173–9.

PEIKIN, S. R.: *Role of Cholecystokinin in the Control of Food Intake.* Gastroenterol. Clin. of North America, Dec 1989, Vol 18, No 4, 757–775.

PEIRIS, A. N., SOTHMANN, M. S., AIMAN, E. J., KISSEBAH, A. H.: *The Relationship of Insulin to Sex Hormone-binding Globulin: Role of Adiposity. Fertil. and Steril.* 1989 Jul; 52 (1): 69–72.

REBUFFE, SCRIVE M., CULLBERG, G., LUNDBERG, P. A., LINDSTEDT, G., BJORNTROP P.: *Anthropometric Variables and Metabolism in Polycystic Ovarian Disease.* Horm. Metab. Res. 1989 Jul; 21 (7): 391–7.

SOLER, J. T., FOLSOM, A. R., KAYE, S. A., PRINEAS, R. J.: *Associations of Abdominal Adiposity, Fasting*

*Insulin, Sex Hormone-binding Globulin, and Estrone With Lipids and Lipoproteins in Postmenopausal Women.* Ätherosclerosis. 1989 Sep; 79 (1): 21–7.

WAJCHENBERG, B. L., MARCONDES, J. A. M., MATHOR, M. B., ACHANDO, S. S., GERMAK, O. A., KIRSCHNER, M. A.: *Free Testosterone Levels During the Menstrual Cycle in Obese Versus Normal Women.* Fert. and Steril. 1989, Vol 51, No 3, 535–537.

WEAVER, J. U., HOLLY, J. M., KOPELMAN, P. G., NOONAN, K., GIADOM, C. G., WHITE, N., VIRDEE, S., WASS, J. A.: *Decreased Sex Hormone Binding Globulin (SHBG) and Insulin-like Growth Factor Binding Protein (IGFBP-1) in Extreme Obesity.* Clin. Endocrinol. Osf. 1990 Sep; 33 (3): 415–22.

WEISSBERGER, A. J., HO, K. K., LAZARUS, L.: *Contrasting Effects of Oral and Transdermal Routes of Estrogen Replacement Therapy on 24-hour Growth Hormone (GH) Secretion, Insulin-like Growth Factor I, and GH-binding Protein in Postmenopausal Women.* J. Clin. Endocrinol. Metab. 1991 Feb; 72 (2): 374–81.

WILD, R. A., UMSTOT, E. S., ANDERSEN, R. N., RANNEY, G. B., GIVENS, J. R.: *Androgen Parameters and Their Correlation With Body Weight in One Hundred Thirty-eight Women Thought to Have Hyperandrogenism.* Am. J. Obstet. Gynecol. 146: 602, 1983.

XU, X. F., BJORNTROP, P.: *The Effects of Steroid Hormones on Adipocyte Development.* Int. J. Obes. 1990, 14 Suppl 3: 159–63.

*Durchblutung und Hormone*

BANTEL, E., GROSSHANS, E., ORTONNE, J. P.: *Understanding Microcapillary Angioma, Observations in Pregnant Patients And in Females Treated With Hormonal Contraceptives.* Z. für Hautkr. 1989 Dec 15; (12): 1071–4.

DE ZIEGLER, D., BESSIS, R., FRYDMAN, R.: *Vascular Resistance of Uterine Arteries: Physiological Effects of Estradiol and Progesterone. Fertil. and Steril.* 1991 Apr; 55 (4): 775–9.

MAGNESS, R. R., ROSENFELD, C. R., CARR, B. R.: *Protein Kinase C in Uterine and Systemic Arteries During Ovarian Cycle and Pregnancy.* Am. J. Physiol. 1991 Mar; 260 (3 Pt 1): E 464–70.

PINES A., FISMAN, E. Z., LEVO, Y., AVERBUCH, M., LIDOR, A., DRORY, Y., FINKELSTEIN, A., HETMAN, PERI, M., MOSHKOWITZ, M., BEN ARI, E., et al.: *The Effects of Hormone Replacement Therapy in Normal Postmenopausal Women: Measurements of Doppler-derived Parameters of Aortic Flow.* Am. J. Obstet. Gynecol. 1991 Mar; 164 (3): 806–12.

SARREL, P. M.: *Ovarian Hormones and the Circulation.* Maturitas. 1990 Sep; 12 (3): 287–98.